義烏叢書編纂委員會
浙江大學浙江文獻集成編纂中心 編

丹溪醫書集成

《丹溪醫書集成》編委會 編

中華書局

丹溪治法心要

陳勇毅　點校

整理説明

一、《丹溪治法心要》概况

《丹溪治法心要》，原題朱丹溪述，實係其私淑者采摘《丹溪心法》等編輯整理而成。由明高叔宗於嘉靖二十二年（一五四三）校正刊刻。全書共八卷，涉及内、外、婦、兒多科各病證凡一百五十四種。内容豐富翔實，其中脈因證治論述精闢，文微義奥，且多發前賢之未發，對理論和臨床均有所創新，是丹溪學派内容比較全面的代表作之一。

二、學術特點及貢獻

第一，深化四傷學説。丹溪對雜病的治療主要從氣、血、痰、鬱四個方面着手，并創立了「氣血痰鬱」四傷學説，認爲氣血冲和，萬病不生，一有怫鬱，諸病生焉。《丹溪治法心要》對於丹溪有關「鬱」的學術觀點，有所深化，如指出「凡鬱皆在中焦，以蒼术、撫芎開提其氣以昇之。如食在氣上，提其氣則食自降矣，餘仿此」。闡發了鬱之主要病位在中焦，關鍵爲傳化失常，即由傳化失常而産生六鬱之病，故治鬱當開提中焦之氣的觀點，在當今臨床上仍廣爲應用。

第二，充實滋陰降火理論。丹溪認爲「虚火可補，實火可瀉，輕者可降，重者則從其性而昇之。火鬱可發，當看何經」。將火分爲虚、實、輕、重、鬱諸類，而其中的虚火可見於多種疾病之中，如吐血、喘、目疾、口瘡，皆可用滋陰降火法取效。對此，《丹溪治法心要》進一步强調指出：「有補陰則火自降者」，推崇用四物湯加黄柏、知母、龜板之類，從而充實了「滋陰降火」理論，多爲後世所宗。

第三，發揮「百病兼痰」。痰爲百病之長，痰隨氣行，無處不到，因而可産生各種病證，如中風、哮、癇、頭眩、咳嗽、喘、泄瀉、嘔吐、惡心、噯氣、痞塊、麻木、瘰癧、咽喉諸疾，故《丹溪治法心要》説：「痰之爲物，在人身隨氣昇降，無處不到，無所不之，百病中多有兼此者。」痰可分爲濕、熱、寒、風、老、食積諸類，其臨床見證除痰的一般表現外，指出「凡人身結核，不紅不痛，不作膿，皆痰注也。病人諸藥不效，關脈伏而大者，痰也。眼胞、眼下如煙燻黑者，亦痰也」，提出「實脾土，燥脾濕，是治痰之本法也」，用二陳湯爲治痰要藥，對後世治痰都有重要影響。

三、校勘版本説明

《丹溪治法心要》目前國内所見版本有明嘉靖三十五年（一五五六）江陰趙應春刻本，清宣統元年武林蕭澍霖依明高叔宗原刻重印本，以及日本鈔本等。

此次校勘采用清宣統元年武林蕭澍霖依明高叔宗原刻版重印本爲底本，以明趙應春刻本爲主校本，并以《丹溪心法》《金匱鈎玄》《醫學正傳》等作爲他校。另外，部分篇章無序目，爲便於讀者查檢，按底本目録做了補充。

目録

高刻丹溪治法心要原序

高賓

醫學之有丹溪，猶吾儒之有朱子。朱子蓋惟深於其道，而有□□□真獨得之妙，則凡立言成□，足以繼往開來，師法百世，莫之或違□丹溪之□□□□爲醫□□□南者多矣。成化間又有《心法》之刻，弘治間又有《醫要》之刻。此外，又有《心要》一書，則所家藏而未出者，近歲雖已刊行，而魯魚亥豕，訛舛特甚。吾侄子正潛心斯道之久，而常瘖寐於丹溪之心，故於是書尤注意焉。又誠不忍坐視其謬以誤天下也，遂加手校而重刻之，俾同於人以共躋斯民於仁壽之域，雖極勞費所不辭焉，可尚也已。吾因錯伍三書而互觀之，《心法》言「心」而不曰「要」，《醫要》言「要」而不曰「心」，此則曰「心」又曰「要」焉。蓋雖一家之言，互相出入，而此書之視二書，則尤精且備焉。蓋實溪精神心術之微，鑿鑿乎流出肺腑者矣，此《心要》之所由名也。後世求丹溪之心者，捨是書何以哉？雖然，尚有説焉。輪扁曰：不疾不徐，得之於手而應之於心，臣不能授之於子，臣之子亦不能授之於臣，正謂上達，必由心造，非可以言傳也。書之所存，特妙用之迹爾，認以爲心則誤矣。求丹溪之心者，在吾心有丹溪之心，而後可以妙丹溪之用，極深研幾，察微知著，虚明朗徹，觸處洞然，此丹溪之心，妙用之所從出者，亦必由學而後至也。人必研精覃思，學焉以至乎其地，則丹溪之心，不難一旦在我矣。使不求心其心，而徒求其迹，吾恐是書不免仍糟粕爾。吾故爲讀是書者，又致丁寧如此云。

嘉靖癸卯歲十一月朔旦江陰林下藹翁高賓撰

重印丹溪治法心要序

蕭澍霖

是書爲明高叔宗原刻，海内絶少流傳。戊戌夏澍於舊篋檢獲之，反復尋玩，粗識其意，按法施治，常獲奇效。士大夫稍稍有推澍知醫者，實是書之力居多。坊間僅有《心法》一書，《醫要》已少概見，先生晚年取二書所未盡者，斟酌損益，成此定本。雖一家之言，不無先後出入，其精粹自非二書可比。時論以醫家之有丹溪，比之吾儒之有考亭朱子，著書幾歷年所，誠意一章，至暮年而始定，可知古人立言垂世，未敢苟焉而已也。惟原書沉鬱日久，邊角頗遭蠹蝕，幸字迹爛然，一開卷間，英光寶氣奕奕紙上，非有神靈呵護不及此。適蘇省大吏創設醫學研究所於城南，吴中名醫悉萃焉。澍備員其間，偶稱引及之，咸以未睹是書爲憾，且懼其歷久而湮没也，爰爲集資重印，以公同好，世之講丹溪學人或有取焉。

宣統元年己酉孟夏之月後學錢塘蕭澍霖謹識

卷一

中風第一

大率主血虚有痰，以治痰爲先，次養血行血，或作血虚挾火與濕。大法去痰爲主，兼補。薑汁不可少。《内經》曰：邪之所凑，其氣必虚。劉河間以爲内傷熱病，張仲景以爲外邪之感。風之傷人，在肺臟爲多。半身不遂，大率多痰。詳見《醫要》。痰壅盛者，口眼歪斜者，不能言者，法當吐。輕者，醒者，瓜蒂散、稀涎散。或以蝦半斤入醬、葱、椒等煮，先吃〔一〕蝦，後飲汁，探吐之，引出風痰。然亦有虚而不可吐者。一時中倒者，法當吐。氣虚卒倒，參、芪補之。遺尿者，屬氣虚，當以參、芪補

〔一〕「吃」：原作「吸」，據明刻本改。

之。氣虚有痰，濃煎參湯，加竹瀝、薑汁。血虚，宜四物湯補之，俱用薑汁炒。恐泥痰，再加竹瀝、薑汁。兼治挾痰者，治痰，氣實能食者用荆瀝，氣虚少食者用竹瀝。此二味去痰，開絡〔一〕，行血氣，入四物湯等中用，必加薑汁少許助之。凡中風之人，行動則筋痛者，是無血養筋，名曰筋枯，决不可治也。肥白人多痰濕，用附子、烏頭行經。初中倒時，掐人中至醒，然後用去痰藥，二陳、四君子、四物湯等，加減用之。瘦人陰虚火熱，四物湯加牛膝、竹瀝、黄芩、黄柏，有痰加痰藥。

一肥人中風口喎，手足麻木，左右俱作痰治，貝母、瓜蔞、南星、半夏、陳皮、白术、黄芩、黄連、黄柏、羌活、防風、荆芥、威靈仙、薄桂、甘草、天花粉。多食麵，加白附子、竹瀝、薑汁、酒一匙行經。一婦人年六十餘，左癱手足，不語健啖，防風、荆芥、羌活、南星、没藥、乳香、木通、茯苓、厚朴、桔梗、甘草、麻黄、全蝎、紅花，右末之，温酒調下，效。時春脈伏微，以淡鹽湯、齏汁，每早一碗，吐之。至五日，仍以白术、陳皮、茯苓、甘草、厚朴、菖蒲，日進二帖。後以川芎、山

〔一〕「絡」：明刻本作「經」。

梔、豆豉、瓜蒂、緑豆粉、齏汁、鹽湯，吐甚快。不食，後以四君子湯服之，復以當歸、酒芩、紅花、木通、厚朴、鼠黏子、蒼术、薑南星、牛膝、茯苓，酒糊丸，如桐子大，服十日後，夜間微汗，手足動而言。一人中風，貝母、瓜蔞、南星、半夏、酒連、酒芩、酒柏、防風、荆芥、羌活、薄桂、威靈仙。一人體肥中風，先吐，後以蒼术、南星〔一〕、酒芩、酒柏、木通、茯苓、牛膝、紅花、升麻、厚朴、甘草。一肥人口喎手癱，脈有力，南星、半夏、薄桂、威靈仙、酒芩、酒柏、天花粉、貝母、荆芥、瓜蔞、白术、陳皮、生薑、甘草、防風、羌活、竹瀝。一人右癱，用酒連、酒柏、防風各半兩，半夏一錢，羌活五錢，酒芩、人參、蒼术各一兩，川芎、當歸各五錢，麻黄三錢，甘草一錢，南星一兩，附子三片，右丸如彈子大，酒化服。一肥人憂思氣鬱，右手癱，口喎〔二〕，補中益氣湯。有痰，加半夏、竹瀝、薑汁〔三〕。

〔一〕「南星」：原脱，據明刻本補。
〔二〕「口喎」：原脱，據明刻本補。
〔三〕「薑汁」：原脱，據《醫學正傳·中風》補。

中風證，口眼喎斜，語言不正，口角流涎，或全身、或半身不遂，并皆治之。此皆因元氣平日虛弱，而受外邪，兼酒色之過所致。用人參、防風、麻黄、羌活、升麻、桔梗、石膏、黄芩、荆芥、天麻、南星、薄桂、葛根、赤芍藥、杏仁、當歸、川芎、白术、細辛、猪牙皂角等分，薑、葱煎服。更加竹瀝半盞同飲，加以艾火灸之，得微汗而愈。一人年近六十，奉養膏粱，仲夏久患滯下，而又犯房勞，忽一日如厠，兩手舒撒，兩目開而無光，尿自出，汗下如雨，喉如鋸，呼吸甚微，其脈大而無倫次，部伍可畏之甚，此陰先虧而陽暴絶也。急令煎人參膏，且與灸氣海穴，艾炷如小指，至十八壯，右手能動，又三壯，唇微動，所煎膏亦成，遂與一盞，至半夜後，盡三盞，眼能動，盡二斤，方能言而索粥，盡五斤而利止，至十數斤而安。

婦人産後中風，切不可作風治而用小續命湯，必須大補氣血，然後治痰，當以左右手脈，分氣血多少治之。治中風大法，瀉心火，則肺金清，而肝木不實，故脾不受傷；補腎水，則心火降，故肺不受熱。脾肺安則陽明實，陽明實則宗筋潤，能束骨而利機關矣。杜清碧通神散：白僵蠶七個，焙乾研末，生薑汁半盞調服，立吐出風痰，少時又用七個，依法再吐盡。仍用大黄兩指大，紙包煨熟，嚙津液咽下。食頃，再用大黄。若口閉緊，用蠶煎汁，以竹管灌鼻中，男左女右。

中風之疾，《内經》以下皆謂外中風邪，然地有南北，不可一途而取。河間作將息失宜，水不制火，極是。自今言之，外中風者亦有，但極少耳，又不可全謂將息失宜而非外中也。許學士謂氣中者亦有，此七情所傷，脈浮而數，或浮而緊，緩而遲，皆風脈也。遲浮可治，大數而急者死。若果外中，即東垣中血脈、中腑、中臟之理，觀之甚好。四肢不舉，亦有與痿相類者，當細分之。《局方》中風、痿同治，此大謬，《發揮》詳之。張子和三法，的是邪氣卒中、痰盛、實熱者可用，否則不可用也。

癩風第二

大風病，是受得天地間殺物之氣。已見《醫要》。治法：在上者醉仙散，在下者通天再造散，出《三因》方中。後用通神散，即防風通聖散。仍用三棱針委中出血。不能禁口絶房勞者，不治。醉仙散已見《醫要》。須量大小、虚實加減與之。證重而急者，須先以再造散下之，候補養得還，復與此藥。吃服此藥，須斷鹽、醬、醋、諸般魚肉、椒料、果子、煨燒炙煿等物，止可吃淡粥，及煮熟時菜亦須淡食，如茄不可食，惟烏梢蛇、菜花蛇，可以淡酒煮食之，以助藥力。一本云：醉仙散之功固至矣，然必以銀粉爲使。蓋銀粉乃是下膈通大腸之要劑，所以用其驅諸藥入陽明經，開其風熱怫鬱痞膈，遂出惡氣臭穢之毒，殺所生之蟲，循經上行至齒，嫩薄之分，而出其臭毒之涎水。服此藥，若有傷齒，則以黄連末揩之。或先固濟，以解銀粉之毒。通天再造散：用川錦紋大黄一兩，炮；獨生皂角刺一兩半，炮，須經年黑大者。右爲細末，每服二錢，臨夜冷酒調服。以净桶候瀉蟲，如蟲口黑色，乃是多年蟲；口赤色，乃是近年者。至數日又進一服，直候無蟲方絶根也。一本云：先生言通天再造散中，更有鬱金半兩生用，白牽牛六錢半生半炒。

治麻風方：四物湯加羌活、防風、陳皮、甘草。又方：大黄、黄芩、雄黄三味爲末，用樟樹葉濃煎湯，入前藥蒸洗。治麻風脈大而虚者，蒼耳、牛蒡酒蒸各三兩，黄精、浮萍一兩，苦參七錢半。右末之，烏蛇肉酒煮。如無蛇，用烏鯉魚亦可。爲丸服之。候脈實，却用通天再造散取蟲。

治癘風方：蒼耳葉、浮萍、鼠粘子豆淋酒炒，各等分，右爲末，豆淋酒下。一方有蛇肉。黄精丸：蒼耳葉、浮萍、鼠黏子各等分，炒，蛇肉減半酒浸，去皮骨。秤黄精倍前蒼耳等三味，生搗〔一〕，以蒼耳雜搗，焙乾。右末之，麵丸。

身上虚癢，血不榮肌腠，所以癢也。四物湯加黄芩，調浮萍末。治遍身癢，以凌霄花一錢爲末，酒調。一本云：服通天再造散於日未出時，面東，以無灰酒下，盡量爲度。輕者止利，如魚腸臭穢之物，忌毒半月，但食稀粥軟飯，漸生眉毛髮，皮膚如常矣。甚者不過三兩次，須慎加將理，不可妄有勞動，及終身不得食牛、馬、驢、騾等肉，犯者死，不救。

傷寒第三

主乎温散，有卒中天地之寒氣，口傷生冷之物，外感無内傷，用仲景法。若挾内傷，補中益氣湯加發散之藥，必先用參、芪托住正氣。

〔一〕「生搗」：《丹溪心法·癘風六十四》其下有「汁」字。

中寒胃氣大虚，法當温散，理中湯，甚者加附子。中寒倉卒受感，其病即發而暴。蓋中寒之人，乘其腠理疏豁，一身受邪，難分經絡，無熱可散，温補自解。此胃氣之大虚，若不急治，去死甚近。戴云：此謂身受肅殺之氣，口食冰水、瓜果冷物，病者必脈沉細，手足冷，息微身倦，雖熱亦不渴，倦言語。或遇熱病誤用此法，輕者至重，重者至死。凡脈數者，或飲水者，煩躁動摇者，皆是熱病。寒熱二證，若水火也，不可得而同治，誤則殺人，學人慎之。或曰：既受邪即有餘之病，何謂補？《内經》云：邪之所凑，其氣必虚。内傷者極多，外感間或有之，有感冒等輕症，不可便認爲傷寒妄治。

傷寒爲病，必須身犯寒氣，口食寒物者是，必從補中益氣湯出入加減，加發散藥。

傷寒挾内傷者，已見《醫要》。凡外感不問如何，先必參、芪托其正氣，然後用發散之藥。有感冒等證輕疾，不可便認爲傷寒妄治。西北二方，極寒肅殺之地，故外傷甚多；東南二方，温和之地，外傷極少，所謂千百而一二者也。雜病亦有六經所見之病，故世俗混而難别。凡證與傷寒相類極多，皆雜證也，其詳出《内經·熱論》。自長沙以下諸家推明，甚至千載之下，能得其粹者，東垣之言也。其曰：内傷極多，外傷者間或有之。此發前人所未發。欲辨内外所傷之脈，東垣詳矣。後人徇俗不見真切，雷同指爲外傷，極謬。其或可者，蓋亦因其不放肆，而多用和解或和平之藥散之耳。若粗率者即殺人，切戒！

内傷第四

專主東垣《内外傷辨》甚詳，世之病此者爲多。但有挾痰者，有挾外邪者，有鬱於内而發者，皆以補元氣爲主，看其所挾而兼用藥耳。挾痰以補中益氣湯，多用半夏、薑汁以傳送。

暑第五

暑氣或吐瀉、霍亂，黄連香薷飲。挾痰加半夏；乘氣虚加參、芪。或暑病内傷者，清暑益氣湯。發渴者，生地黄、麥門冬、川牛膝、炒黄柏、知母、乾葛、生甘草。

治一切暑，玉龍丸，赤亭、倭硫黄、硝石、滑石、明礬一兩，好麵六兩，末之，無根水丸。氣虚少食，身熱自汗倦怠，清暑益氣湯。氣虚少食，身熱自汗，脈細弱或洪大者，補中益氣湯中加麥門冬、五味子、知母。暑氣煩渴，脈虚者，竹葉石膏湯。暑病日夜煩躁，飲水無度，至天明便止，渾身作腫，胞囊水滴下，不渴，入夜要扇，冷香飲子治之。

一人年五十餘，六月間發熱大汗，惡寒戰栗，不自禁持，且煩渴，此暑病也。脈皆虚，微細弱而數。其人好賭，致勞而虚，遂以人參作湯，調人參四苓散，八帖而安。

戴云：暑乃夏月炎暑也。盛熱之氣着人，有冒、有傷、有中，三者有輕重之分、虚實之辨。或腹痛水瀉者，胃與大腸受也；惡心者，胃口有痰飲也。此二者，冒暑也，可用黄連香薷飲。蓋黄連退暑熱，香薷消蓄水。或身熱頭疼、躁亂不寧者，或身如針刺者，此爲熱傷在肉分也。當以解毒，白虎湯加柴胡；氣虚者加人參。或咳嗽發寒熱，盜汗出，脈數不止，熱着肺經，用清肺湯、柴胡天水散之類。急治則可，遲則不可治矣。盛火乘金也，此爲中暑。凡治病須要明白辨别，不可混同施治。春秋間亦或有之，不可執一，隨病處方爲妙。一方香薷濃煎汁成膏丸，去暑利小水。

暑有陽症，有陰症，只用黄連香薷飲、清暑益氣湯、五苓散等。有挾痰者，有乘虚者，挾痰加半夏，乘虚加參、芪之類。脈法微弱，按之無力，又脈來隱伏，又脈虚。

注夏第六

屬陰虚元氣不足。

戴云：秋初夏末，頭痛脚軟，食少體倦，身熱者是，脈弦而大，補中益氣湯去柴胡、升麻，加炒柏；宜生脈散，麥門冬、五味子、人參。出《千金方》。或補中益氣湯中去柴胡、升麻，加炒柏、芍藥；挾痰加半夏、南星、陳皮之類。

暑風第七

暑風是痰，用吐。挾火、挾痰實者，可用吐法。夫治暑風用吐法者，即中暑是也。其人必内先有火熱痰實之故，因避暑納凉，八風襲之，鬱而成身熱，或昏冒。吐中有汗，火鬱得汗則解，風得汗則散，痰得汗涌則出，一舉三得。此當時治挾痰實者，非通治暑風大法也。夫暑風無所挾者，宜汗以散之。

胃風第八

胃風，脈右關弦而緩帶浮，初飲食訖，乘風凉而致。其症飲食不下，形瘦腹大，惡風頭多汗，膈塞不通，胃風湯正治此。亦看挾症加減。

濕第九

《本草》蒼术治濕，上下都可用。二陳湯加酒芩、羌活、蒼术，散風行濕。二陳湯治濕，加昇提之藥，能使大便潤而小便長。上濕蒼术功烈，下濕昇提，外濕宜表散，内濕宜淡滲。淡滲治濕，在上中二焦。濕在上，宜微汗而解，不欲汗多，故不用麻黄、葛根輩。濕淫諸症治法，并見各病條下。

戴云：夫治濕之藥，各有所入，苟切於治功便爲要藥，豈蒼术一味便都可用哉？先生寧肯語此，以示人耶。

戴云：濕之爲病，有自外入者，有自内出者，必審其方土之病源。東南地下，多陰雨地濕，凡受必從外入，多自下起，是以重腿脚氣者多，治當汗散，久者宜疏通滲泄。西北地高，人多食生冷濕麪，或飲酒後寒氣怫鬱，濕不能越，作腹皮脹疼，甚則水鼓脹滿，或周身浮腫如泥，按之不起，此皆自内而出者也。審其元氣多少，而通利其二便，責其根在内者也。然方土内外，亦互相有之，但多少不同，須對證施治，不可執一也。

一男子三十五歲，九月間早起，忽目無光，視物不見，急欲視，片時才見人物，竟不能辨，飲食減平時之半，神思極倦。已病五日，脈之緩大四至之上，作受濕處治。詢之，果因卧濕地半月而得。以白术爲君，黄芪、陳皮爲臣，附子爲佐，十餘帖而安。諸濕客於腰膝，重痛，足脛浮腫，除濕丹，方見脚氣條下。

火第十

陰虚火動難治。虚火可補，實火可瀉，輕者可降，重者則從其性而昇之。火鬱可發，當看何經。凡氣有餘便是火，火過甚重者，必緩之，以生甘草兼瀉兼緩，參术亦可。有可發者二：風寒外來者可發，鬱者可發。有補陰則火自降者，炒黄柏、地黄之類。凡火盛者，不可驟用寒凉藥，必用温散。

左金丸 治肝火。

黄連二兩　吴茱萸一兩

右末之爲丸，每服五十丸，温湯送下。陰虚證難治，用四物加黄柏，爲降火補陰之妙劑。龜版補陰，乃陰中之至陰。治陰火，四物湯加白馬脛骨，用火煅過，降陰火可代芩、連。黄連、黄芩、梔子、大黄、黄柏降火，非陰中之火不可用。梔子仁屈曲下行，以瀉陰中之火，從小便中泄去，其性能下行降火，人所不知，亦治痞塊中火。生甘草緩火邪。木通下行，瀉小腸火。人中白瀉肝火，亦降陰火，須風露二三年者。人中黄降陰火，治温病多年者佳。小便降火極速。氣從左邊起，乃肝火也；從臍下起者，陰火也；從脚上起入腹者，乃虚極也。至於火起於九泉之下，此病十不救一。一法以附子末塞其涌泉内〔一〕，以四物湯加降火之藥服妙。

一婦人氣實，多怒不發，忽一日大發，叫而欲厥。蓋痰閉於上，火起於下，上衝故也。與香附末五錢，生甘草三錢，川芎七錢，童便、薑汁煎。又以青黛、人中白、香附，末爲丸，稍愈後，大吐乃安。後以導痰湯加薑炒黄連、香附、生薑湯，下龍薈丸。

一人小腹下，常唧唧如蟹聲，作陰火處治。用敗龜版、酥炙，鹽、酒炙亦得。側

〔一〕「内」：《丹溪心法·火六》作「穴」。

柏、用酒九蒸九焙。酒黄柏、酒知母、酒川芎、酒當歸。

右各等分，糊丸。每服八十丸，淡鹽湯送下。

鬱第十一

氣血冲和，萬病不生，一有怫鬱，諸病生焉。人身萬病皆生於鬱，蒼术、撫芎，總解諸鬱，隨症加入諸藥。凡鬱皆在中焦，以蒼术、撫芎開提其氣以昇之。如食在氣上，提其氣則食自降矣，餘仿此。

氣鬱用香附、橫行胸臆間，必用童便浸，否則性燥。蒼术，下行，米泔水浸。濕鬱用赤茯苓、蒼术、撫芎、白芷，痰鬱用海石、香附、南星、薑汁、瓜蔞，熱鬱用青黛、香附、蒼术、撫芎、梔子炒，血鬱用桃仁去皮、紅花、青黛、香附、撫芎，食鬱用蒼术、香附、山楂、神麯、針砂醋製七次，研極細。春加撫芎，夏加苦參，秋冬加茱萸。

越鞠丸 解諸鬱。

蒼术　香附　撫芎　神麯炒　梔子炒　各等分，末之爲丸。

一方治氣鬱，食積痰熱，用：

香附一兩　黄芩一兩　瓜蔞　貝母　南星　神麯　山楂以上各一兩　風硝三〔一〕錢

右爲丸服。

一方治氣鬱：

白芍藥一兩半　香附一兩　生甘草一錢半

右末之，糊丸，白术湯下。

一方治抑氣：

白芍藥一兩半　香附一兩半　貝母炒　黄芩各五錢　生甘草三錢

右丸服之。

一婦人，體肥氣鬱，舌麻眩運，手足麻，氣塞有痰，便結，凉膈散加南星、香附、台芎開之。

東垣流氣飲子，治男子婦人一切氣喘，浮腫腹脹，氣攻肩脅，走注疼痛，用紫

〔一〕「三」：明刻本作「二」。

蘇、青皮、當歸、芍藥、烏藥、茯苓、桔梗、半夏、甘草、黄芪、枳實、防風、檳榔、枳殻、大腹皮。

右俱用薑汁製，焙乾，各半兩。心脾疼，入菖蒲；婦人血虚，入艾；五膈氣，入陳皮少許。

戴云：鬱者，結聚而不得發越，當昇者不得昇，當降者不得降，當變化者不得變化，所以傳化失常而六鬱之病見矣。氣鬱者，胸脅疼；濕鬱者，周身疼，或關節痛，遇陰寒則發；痰鬱者，動則氣喘，寸口脈沉滑；熱鬱者，昏瞀，小便赤，脈沉數；血鬱者，四肢無力，能食；食鬱者，噯酸腹飽，不能食，左寸脈和平，右〔一〕寸脈緊盛。

蒼沙丸　調中散鬱。

蒼术四兩　香附四兩　黄芩一兩

右爲末，炊餅丸，薑湯下三十丸，食後服。

〔一〕「右」：原脱，據明刻本補。

傷風第十二

屬肺者多。一本云：專主乎肺。

一男子素嗜酒，因冒風寒衣薄，遂覺倦怠，不思食者半月，至睡徒〔一〕大發熱，疼如被杖，微惡寒，天明診之，六脈浮大，按之豁豁然，左爲甚，作極虚受風寒治之。以人參爲君，白术、黄芪、當歸身爲臣，蒼术、甘草、陳皮、通草、葛根爲佐使，與之，至五帖後，周身汗出如雨，凡三易被，覺來諸證悉除。

時病第十三

謂之温病，衆人病有一般者是。又謂之天行時疫。治有三法，宜補〔二〕，宜散，宜降。

〔一〕「徒」：明刻本作「後」。
〔二〕「宜補」：原脱，據明刻本補。

入方　大黄、黄連、黄芩、人參、桔梗、防風、蒼术、滑石、香附、人中黄

右末之，神麯糊爲丸，每服五七十丸。分氣，分血，分痰，作湯使。氣虚以四君子湯，血虚以四物湯，痰多以二陳湯送下，熱甚者〔一〕童便。

一方治時病：

半夏　川芎　茯苓各半錢　陳皮　山楂　白术以上各一錢　甘草一錢　蒼术一錢半

右作一服。頭疼加酒芩，口渴加乾葛，身痛加羌活、桂枝、防風、芍藥。

一方治温病，亦治食積痰熱，降陰火，以人中黄飯丸，每服十五丸。

凡天行時病，須分内外。從外而入者，頭疼體痛，見風怕寒，遇暖則喜，脉皆沉數，在上必得大汗而愈，不問日數，用六神通解散。麻黄一錢半，蒼术、甘草，以上一錢，黄芩、石膏、滑石，以上二錢。右作一帖，生薑、葱頭煎熱服。如譫語，神思不寧，熱邪在裏，而汗不能盡解，又加人參、黄連二味即安。夫六神通解散，此乃張戴人所製之法，用藥雖輕微，人多不曉，易而忽之，不知其中自有神妙。如解汗未

〔一〕「者」：明刻本其下有「用」字。

通，更加紫蘇葉、乾葛、白芷等，助其威風，得汗其病如掃。

傷寒因勞苦，又感寒濕過多，患熱而不食，數日後不省人事，語言妄亂，神思昏迷，面青齒露，人以爲必死之證，其脈沉細，先用小柴胡等湯不效，急以四君子湯加製附子數片，留盆水中，剥其熱性，少時，令温飲。其脈與神思即回，方可用别藥治之，此爲陰證傷寒。傷寒怫鬱不解，三陽并入三陰，臟腑結燥，面赤口渴，心驚譫語，内熱多而外少，此當從裏解。三一承氣湯下其燥屎，或木香檳榔丸兩服吞下，或加玄明粉一錢在藥中。用下藥、汗藥未能除其熱勢，用梔子豉湯加減煎服，或凉膈散加減飲之。表裏不解，只用瓜蒂散飲之，吐痰乃得汗，病邪俱退。傷寒傳陰，或熱并入臟腑而下痢，急用和中之劑，如人參、白术、厚朴、陳皮之類；急者用煨肉豆蔻、炒神麯，從權施之。痢止用藥除其餘熱。邪之所凑，其氣必虚。内傷者，補中益氣湯加麻黄、柴胡，熱甚加附子。傷寒壯熱，脈實顛狂者，有餘之證也。當用大承氣湯。

一人本内傷，汗下後譫語，初能認人，後三五日，語後便妄言，此神不守舍，慎勿攻戰，脈多細數，不得睡，足冷氣促，面褐青色，口乾燥，用補中益氣湯加人參半兩，竹葉三十片，煎服，效。一人内弱，本勞苦，得汗下後大虚，脈細數，熱如火灸，氣短促，人參、當歸、白朮、黃芪、甘草、五味子、知母、竹葉，水與童便煎服，兩帖而安。大病虛脱，本是陰虛，用藥灸丹田以補陽，陽生陰長故也。不可用附子，止可用人參多服。

疫病，惟《三因方》治法可用。

解諸熱病，用粉草五兩，重切細，微炒，擣細，隨病患酒量多少，以無灰好酒一處研，去渣，温服。須臾大瀉，毒亦隨出。雖十分渴，不得飲水，飲水則難救矣。

治温病方：以人中黃療時行熱毒爲主；蒼朮、香附散鬱爲臣；黃連、黃芩降火，人參補虛，桔梗、防風利氣行經爲佐；熱鬱結，則内外氣液不通成燥，大黃苦寒而能盪滌燥熱，滑石性滑味淡，將以利竅解結，通氣液以潤燥，二者一陰一陽爲使。

夫温病，有冬傷於寒者，有〔一〕冬不藏精者，明虛實之異。有四時不正之氣鬱者，有君相二火加臨者，分主客之殊。有五運六氣當遷，正值所勝折之不得昇降者，則必辯其所發之氣治之，豈可均用治熱乎哉！

〔一〕「有」：原作「不」，據明刻本改。

斑疹第十四

斑屬風熱挾痰而作，自裏而發於外，通聖散中消息之，當以微汗解散，切不可下。内傷發斑者，胃氣虚，一身之火遊行於外所致，宜補以降之，當於《陰證略例》中求之。陰證發斑，本内傷證，汗下後病愈甚者，補中益氣湯。飲冰水，煩躁神昏，脈數足冷者，加附子。胃熱胃爛失下，下早發斑者，《拔萃方》有詳説。黄瓜水調真伏龍肝，去風熱紅點斑。一人發斑面赤，昏憒譫語，脈洪而虚，按之無力，用人參、生地各半兩，附子一錢，大黄一錢半，煎服之。不甚瀉，夏月用之效。

疹第十五

疹屬熱與痰在肺，當清肺火降痰，或以汗解。亦有可下者，通聖散加減。

大頭天行病第十六

此濕氣在高巔之上，從兩頤頰熱腫者是也，俗云鸕鷀温。東垣有方，羌活、酒芩、酒蒸大黄，隨病加減，切勿用降藥。十五六日，服小柴胡湯，不效仍用發散，紫蘇、陳皮治效。

東垣云：陽明邪熱太甚，資實少陽相火而爲之。視其腫勢何部，隨經取之，治之當緩，勿令重劑，過其病所。陽明爲邪，首大腫，少陽爲邪，本於耳前後，以酒芩、酒連、炙甘草水煎，少少不住服。或劑畢，再用鼠黏子於新瓦上炒香，同大黄煎成，去渣，内芒硝等分，亦時時呷之，毋令飲食在後。微利及邪氣已，只服前藥；未已，再同前次第服之，取大便邪氣已則止。陽明渴，加滑石、石膏；少陽渴，加瓜蔞根。陽明行經，升麻、芍藥、葛根、甘草。太陽行經，羌活、荆芥、防風，并與上藥相合用之。

冬温爲病第十七

非其時而有其氣者，冬氣君子當閉藏，而反泄於外，專用補藥帶表散，如補中益氣湯之屬。入方：以竹筒兩頭留節，中開一竅，納大粉草銼碎於中，仍以竹木釘，油灰閉竅，立冬日浸於大糞缸中，待至立春，先一日取出，於有風無日處乾二十一日，愈久益好，却破竹取草爲細末，大治陽證疫毒。一云：亦治腫毒，并治金瘡，水調敷之。其脈左寸大於右寸，浮緩而盛，按之無力。

瘧第十八

有風，有暑，有食，有痰，有老瘧，有瘧母。老瘧病者，此係風暑入在陰〔一〕臟

〔一〕「在陰」：明刻本作「陰在」。

也，用血藥引出陽分而散，一補一發，川芎、紅花、當歸，加蒼术、白术、白芷、黄柏、甘草，煎露一宿，次早服之。無汗要有汗，散邪爲主，帶補；有汗要無汗，補正氣爲主，帶散。散邪發汗，紫蘇、麻黄之屬；補正氣，人參、黄芪之類。

有瘧母多在脅下，令人多汗脅痛，以丸藥消導。醋煮鱉甲爲君，三棱、蓬术、海粉、醋煮香附、青皮、桃仁、紅花、神麯、麥蘖，隨證加減用之。一本，自香附以上，俱用醋煮。

三日一發者，受病一年；間日發者，受病半年；一日一發者，受病一月；連二日發住一日者，氣血俱受病。一日間一日發者，補藥帶表藥，後以截瘧丹截之。在陰分者，用藥徹起，在陽分方可截。入方：川常山、草果、知母、檳榔、烏梅、穿山甲炒、甘草炙，以水一大碗，煎至半碗，露一宿，臨發日早，或發前二時，温服之。如吐，則順之。

大法暑風必當發汗。夏月多在風凉處歇，遂閉竅不泄。惡食者，必從飲食上得。瘧而虚，須先用參术一二帖，托住其氣，不使下陷，後用他藥治之。内傷挾外邪同發〔一〕，内必生〔二〕痰，外必以汗解，二陳湯加草果、常山、柴胡、黄芩之劑。瘧而甚者，發寒熱，頭痛如破，渴而飲水，自汗，可與人參、黄芪、白术、黄芩、黄連、梔子、川芎、蒼术、半夏、天花粉等治。

久病瘧者，二陳湯加川芎、蒼术、柴胡、白术、乾葛，一補一發。近午時發者，近午發而汗多煩渴者，黄芪三白湯加芩連。寒多脈弱、體倦食少，《局方》人參養胃湯。瘧因勞役或憂思而作，汗多食少，倦甚懶言語，補中益氣湯。痰滯胸滿，熱多寒少，大便燥實，大柴胡湯。瘧病能食而痰伏者，小胃丹。瘧大渴大熱之甚，小柴胡湯去半夏，加知母、麥門冬、黄連。大率暑瘧，多用小柴胡湯、人參白虎湯之類。瘧渴，生地黄、麥門冬、天花粉、川牛膝、知母、炒柏、乾葛、生甘草。

瘧後，白术、半夏各一兩，黄連五錢，白芍藥三錢，陳皮五錢。

右末之，粥丸。

〔一〕「同發」：明刻本作「者同法」。
〔二〕「生」：明刻本作「主」。

久瘧不得汗，二陳加檳榔，倍蒼、白术。一人瘧後手戰，此痰鬱格涎，吐後好。

截瘧青蒿丸　青蒿一斤　冬瓜葉二兩　官桂二兩　馬鞭草二兩

右將三葉焙乾，爲末，丸如桐子大，每一兩分四服，當發日前一時服盡。

又方

檳榔　陳皮　白术　常山以上各二錢　茯苓　烏梅　厚朴以上各一錢

右作二帖，每服酒、水各一盞，煎至半盞，當發前一日進一帖，臨發日進一帖，服後少睡片時，效。

瘧必數發之後，便以截藥除之，最爲好法。若發得中氣虚弱，病邪愈深，或數月、周歲者，雖神醫亦不能愈。雖治而暫安，或因飲食與外邪所傷，又復舉發，近世多苦於此。用好常山一兩，檳榔五錢，爲末，麵糊丸，如桐子大，每服五六十〔一〕丸，當發前一日兩服，即效。或常山飲子亦可。

截法，用守真先生丸子，雄黄一兩，人參五錢，五月五日，用粽子尖爲丸，桐子

〔一〕「服五六十」：原脱，據明刻本補。

大，於未發早，面東，井華水送下一丸，忌諸熱味。人參一云人言。

又方

大黑豆七錢　雄黃一錢　輕粉五分　人參一錢　薄荷五分　甘草一錢

右爲末，滴水丸如小豆大，鷄鳴時新汲水，面東吞一丸。人參一云人言。

又羅謙甫方**紫河車丸**用：

紫河車一兩　生甘草五錢　緑豆一兩　人言一錢，另研

右爲細末，每服五分，新汲水少許送下。如隔日發，夜服；頻日發者，則夜睡深時服。忌葷腥、瓜果、酒麵、魚鷄等肉，并生冷等物。三兩日一發者，受邪氣深者，只一服。十歲以上服一字，三歲半字，孕婦勿服。

一人年六十，禀壯味厚，春病瘧，先生教以却欲食淡，不聽。醫與劫藥三五帖而安，旬後又作又與，綿延至冬，求治先生。知其久得汗，惟胃氣未完，時天大寒，又觸冒爲寒熱，非補不可。以一味白术爲末，粥丸，與二斤，令其飢時且未與食，取一二百丸熱湯下，只以白糜粥調養。盡此藥，當大汗而安。已而果然。如此者多，但藥略有加減耳。

一人久瘧腹脹，脈不數而微弦，重取則來不滑利，輕取則無力，遂與三和湯索氏者三倍，加白术，入薑汁服之。數服，而小便利一二行，腹脹稍減。又隨小便短少，作血氣兩虚治，於藥中入人參、牛膝、當歸身，作大劑，服四十餘帖而愈。

一婦人病瘧，間兩日一發，飲食絶少，經脈不行，已三月矣。診其脈，兩手俱無，見其梳妝不異平時，言語行步并無倦怠，因悟經不行非無血也，乃痰所礙而不行也。無脈者，非血衰少而脈絶，實由積痰生熱結伏，而脈不見耳。當作實熱治之，遂以三花神佑丸與之。旬日後，食稍進，脈亦稍出，一月後六脈俱出，但帶微弦，瘧猶未愈。蓋胃氣既全，春深經血自旺，便自可愈，不必服藥。教以淡滋味、節飲食之法，半月瘧愈而經亦行矣。

一老人患瘧半載，脈之兩尺俱數而有力，色稍枯，蓋因服四獸飲等劑，中焦濕熱下流，伏結於腎，以致腎火上運於肺，故瘧嗽俱作。用參、术、芩、連、升麻、柴胡調中，一二日與黄柏丸服之，兩夜夢交通，此腎中熱解無憂，次日瘧嗽頓止。

一富人年壯病瘧，自卯時寒，至酉時熱，至寅初休，一日一夜止蘇一時。因思必爲入房感寒所致，用參术大補，附子行經，加散寒以取汗。數日不得汗，病如前。因誤足腑之道遠，藥力難及，用蒼术、芎、桃枝煎湯以器盛之，扶坐浸足至膝一食頃，以前所服之藥飲之，其汗通身大出，病即愈。

久病者，不可直截，必用一補一發。凡砒霜等藥，不可輕服，以其有毒故也。在陰分者難治，在陽分者易治。瘧母必用毒藥消之，行氣削堅爲主。東垣謂：寒瘧屬太陽，當汗；熱瘧屬陽明，當下；寒熱瘧屬少陽，當和。在三陰即不分，總爲温瘧。此言甚是，但三陰經之説不明。作於子午卯酉日，少陰瘧；寅申巳亥日，厥陰瘧；辰戌丑未日，太陰瘧。其脈弦，熱則弦而帶數，寒則弦而帶遲。亦有久病此，而脈極虚，微而無力，似乎不弦，然必於虚微之中見弦，但不搏手耳，細察可見。

咳嗽第十九

有風寒，有火，有痰，有勞，有肺脹。風寒，行痰開腠理，二陳湯加麻黄、杏仁、桔梗之類。火，主降火清金化痰。勞，主補陰清金，四物湯加薑汁、竹瀝。肺脹而嗽者，主收斂，用訶子、青黛、杏仁。訶子能治肺氣因火傷極，遂成鬱遏脹滿，取其味酸苦，有收斂降火之功，佐以海粉、便浸香附、瓜蔞、青黛、半夏麯，薑蜜調噙之。痰飲嗽，主豁痰，隨證加減。肺脹嗽，左右不得眠，此痰挾瘀血，礙氣而病，養血以降其火，疏肝以清其痰，四物湯加桃仁、訶子、青皮、竹瀝。血礙氣作嗽者，桃仁、大黄、薑汁爲丸。食積痰作嗽，發熱者，半夏、南星爲君，瓜蔞、蘿蔔子爲臣，青黛、石硷爲使。婦人形瘦，有時夜熱嗽痰，經事不調，青黛、瓜蔞仁、童〔一〕便浸香附爲末，薑蜜調噙。

清金丸　治食積火鬱嗽。

知母　貝母各半兩　巴豆霜五分

右末，薑汁丸，青黛爲衣，每服五七粒，食後温湯下。

勞嗽吐紅，人參、白术、茯苓、百合、紅花、細辛、五味子、官桂、阿膠、黄芪、半夏、門冬、杏仁、白芍藥、甘草。右件服〔二〕。熱則去桂、芪，用桑皮、麻黄和

〔一〕「童」：原脱，據《丹溪心法·咳嗽十六》補。

〔二〕「右件服」：《丹溪心法·咳嗽十六》作「右銼，水煎」。

節、杏仁和皮用。火鬱嗽者，訶子、海石、瓜蔞仁、青黛、半夏、香附。咳嗽聲嘶者，此血虚受熱也，用青黛、蛤粉，蜜調噙化。久嗽風入肺者，宜用烟筒法。乾咳嗽者難，此係火鬱之症，乃痰鬱火邪在肺。中用苦梗以開之，下用補陰降火藥，不已則成勞，用倒倉法好。此證不得志者有之。肺鬱痰嗽，睡不安寧，清化丸。貝母、杏仁，末之，砂糖入薑汁，炊餅丸，噙。

定嗽劫藥，訶子、百藥煎、荆穗，末之，薑蜜調，噙化。嗽而脅痛，用青皮，挾痰須用白芥子。又方，二陳加南星、香附、青黛、薑汁。痰喘嗽，杏仁、萊菔子炒，等分研，糊丸服。嗽而口燥咽乾有痰，不用半夏、南星，而用瓜蔞、貝母。水飲者不用瓜蔞、貝母〔一〕，恐泥膈不快。

治心煩咳嗽等症，以六一散加辰砂。上半日嗽多者，有胃火，知母、石膏。午後嗽多者，陰虚，四物加炒柏、知母。五更嗽多者，此胃中有食積，至此時流入肺經，

〔一〕「貝母」：明刻本無。

以知母、地骨皮降肺火。黄昏嗽多者，火氣浮於肺，不宜用凉藥，宜用〔一〕五味子斂而降之。有痰，因火動逆上，先治火，後治痰。肺虚甚而嗽者，用人參膏，以陳皮、生薑佐之。此好色腎虚者有之。大概有痰者加痰藥。知母止嗽清肺，滋陰降火，夜嗽宜用。飲酒傷肺痰嗽，以竹瀝煎紫蘇入韭汁，就瓜蔞、杏仁、黄連，末丸服之。吐血嗽血，紅花、杏仁去皮、紫菀、鹿茸、枇杷葉去毛、桑皮、木通以上各一兩，大黄半兩，右爲末，煉蜜爲丸，噙化。久嗽痰喘，杏仁去皮尖，用來復丹炒，等分爲末，粥丸如麻子大，每服十五丸，白湯下。陰虚氣喘，四物湯加陳皮、甘草些少，以降其氣，補其陰，内白芍藥須用酒浸日乾。濕痰帶風喘嗽，一味苦寒不可，宜服千緡湯、墜痰丸。一方：皂角、蔔子、杏仁、百藥煎，共爲末，薑蜜爲丸，噙之。

痰嗽方　酒洗黄芩一兩半　滑石五錢　貝母　南星各一兩　白芥子五錢，去殼　風化硝二錢半，取其輕浮追降

〔一〕「用」：明刻本其下有「五倍子」。

右爲末，湯浸炊餅丸，青黛爲衣〔一〕。治嗽，痢者，多用粟殼，不必疑，但要先去病根，此乃收後藥也。陰分嗽者，多屬陰虚。有嗽而肺脹，壅遏不得者，難治。治嗽有痰，天突、肺俞二穴灸之，能泄火熱，大瀉氣。一作大〔二〕瀉肺熱。穴在三椎骨下，各横過一寸半是穴，多灸壯數。痰積嗽，非青黛、瓜蔞不除。有食積人，面青、白、黄色，常面上蟹爪路，一黄一白者是。咳逆嗽，非蛤粉、青黛、瓜蔞、貝母不除。

治嗽烟筒法：佛耳草一錢，款冬花一錢，鵝管石、雄黄各五錢，艾鋪燒煙吸，茶湯送下。

治嗽劫藥：五倍子一錢，五味子五錢，甘草二錢半，風化硝一錢

右爲細末，蜜丸噙化。

氣虚喘嗽，或肥人面白色，脈細弱，氣弱，少食，有汗，蒼术調中湯。熱證加黄芩、紫蘇；痰多加半夏、貝母、瓜蔞。肺痿嗽者，人參平肺散。血虚喘嗽，或瘦人面

〔一〕「青黛爲衣」：明刻本無。
〔二〕「大」：原作「火」，據明刻本改。

紅色，脈弦數者，久嗽陰虚者，少食，涕唾稠粘者，初嗽成勞者，痰嗽〔一〕帶紅者，皆主之。熱甚加黄芩、紫蘇、半夏。氣虚喘嗽倦懶者，不食不睡，自汗發熱，脈洪大而虚，或沉細弱，或喘或嗽，補中益氣湯。甚者，加五味子、知母、麥門冬；汗多者，去升麻、柴胡；喘嗽甚者，加桑白皮、地骨皮。陰虚喘嗽，或吐血者，四物湯加知母、黄柏、五味子、人參、麥門冬、桑白皮、地骨皮。脈細數痰盛，或加瓜蔞瀉之；食少加白术、陳皮。風寒鬱熱於肺，夜嗽者，三拗湯加知母。脈大而浮，有熱，加黄芩、生薑。氣血俱虚，咳嗽吐紅者，八物湯加麥門冬、知母，并瀉肺氣藥。喘嗽遇冬則發，此寒包熱也，解表則熱自除，用桔梗枳殻湯，枳、桔、橘、半，再加防風、麻黄、紫蘇、木通、黄芩。冬寒咳甚，加杏仁，去黄芩。感冷則嗽，膈上多痰，二陳湯加炒枳殻、黄芩、桔梗、蒼术、麻黄、木通，薑水煎。久熱嗽，人壯氣實，能食，多酒熱，脈實數者，凉膈散。夏月熱嗽而咽痛者，加桔梗、荆芥、枳殻。虚嗽，以四君子湯加當歸、芍藥、炙甘草。寒熱交作而痰嗽者，小柴胡湯加知母之類。一方加白芍

〔一〕「嗽」：原作「蘇」，據明刻本改。

藥、五味子、桑白皮。一方治形寒飲冷、傷肺喘嗽、煩心胸滿、氣不得通暢者，參蘇温肺湯，陳皮、紫蘇、人參、桑白皮、生薑。又方，用四君子湯加紫蘇、桑白皮、陳皮、半夏、肉桂、五味子、木香。如冬寒加去節麻黄、蒼术。陰氣在下，陽氣在上，咳嗽、嘔吐、喘促，用瀉白散。桑白皮炒三兩，黄芩三兩，地骨皮一兩，炙甘草五錢，加陳皮、青皮、五味子、人參、茯苓、粳米二十一粒。喘不得卧，卧則喘，少氣逆上乘於肺，肺得水而浮，使氣不得通流，以神秘湯：白茯苓五錢，木香五錢，桑白皮、紫蘇葉、橘皮炒、人參，以上各七錢。其脈沉而大，喘嗽加生薑。裹虚，或冒風寒，又兼内事過度，咳嗽惡風因勞，人參四錢，麻黄連根節者一錢半，二三帖止。此丹溪先生之神方也。氣血俱虚咳嗽，兼治一切咳嗽：人參、款冬花、桑白皮、桔梗、五味子、阿膠、烏梅以上各一兩，貝母五錢，御米殼八兩去頂，以蜜炒黄，此名九仙散。脾虚肺寒，痰涎咳嗽，紫蘇飲子，以三拗湯加紫蘇、桑白皮、青皮、陳皮、五味子、人參、半夏、生薑煎。熱嗽胸滿，小陷胸湯。好色人元氣虚，久嗽不愈者，瓊玉膏。好酒人嗽者，青黛、瓜蔞、薑，蜜丸，噙化，以救肺。治嗽大抵多用薑，以辛散也。

一男子，年二十歲，因連夜勞倦不得睡，感寒嗽痰，痰如黄白膿，嗽聲不出，時初春大寒，與小青龍四帖，覺咽喉有絲，血腥氣逆上，血綫自口中左邊一條，頃遂止。如此每晝夜十餘次。其脈弦大散弱，左大爲甚。人倦而苦於嗽，予作勞倦感寒。蓋始因强與甘辛燥熱之劑，以動其血，不急治恐成肺痿。遂與人參、黄芪、當歸身、白术、芍藥、陳皮、炙甘草、生甘草、不去節麻黄，煎熟，入藕汁治之。兩月而病減嗽止，却於前藥去麻黄，又與四帖而血止。脈大散尚未收斂，人亦倦甚食少，遂於前藥去藕汁，加黄芩、縮砂、半夏，至半月而安。

戴云：風寒嗽者，鼻塞聲重，畏寒；火嗽者，有聲，痰少，面赤；勞嗽者，盗汗出，兼痰者，多作寒熱；肺脹嗽者，動則嗽，喘滿氣急；痰嗽者，嗽動便有痰聲，痰出嗽止。五者大概明其是否而施治耳。

一婦人積嗽，腹有塊，内蒸熱。貝母、瓜蔞、南星、香附各一兩，薑黄、藍實各二錢五分，白术一兩。

一婦人積痰嗽，黄芩、黄連、香附、貝母、瓜蔞、生甘草、陳皮、茯苓、白术、知母、杏仁、桑白皮。

一人痰積鬱嗽，貝母、黄芩、香附、瓜蔞、青皮各一兩半。

一人體肥，膏粱飲酒，當勞倦發咽痛，鼻塞痰嗽，凉膈散加桔梗、荆芥、南星、枳實。

一膏粱婦人，積嗽，面青黄帶白瓜路，腦下有塊，發即吐，嗽而喘，面足腹腫膨極，帶痰血，此胃中清血因熱蒸而出，瘦人大率不好。貝母、瓜蔞、陳皮、白术、茯苓、木通、生甘草、香附、南星、山梔、黄芩、知母、青皮。

一人風熱痰嗽，南星、海石各二兩，半夏一兩，青黛、黄連、石鹼、蘿蔔子、瓜蔞子已上各五錢，皂角灰、防風各三錢。

右末之，麯糊丸。

一人因吃麵遍身痛，發熱咳嗽有痰。蒼术一錢半，半夏一錢，陳皮一錢，羌活、茯苓、防風、黄芩、川芎已上各五錢，甘草三錢，右作一服，薑三片，煎，半飢半飽時服〔一〕。

〔一〕「一膏粱婦人，積嗽……半飢半飽時服」：原脱，據明刻本補。

卷二

痰第二十

有濕，有熱，有寒，有風，有老，有食積。

脈浮當吐，膈上痰必用吐，痰在經絡中非吐不出，吐中就有發散之義。假如癇病，因驚而得，驚則神出於舍，舍空則痰入也；痰入在舍，而拒其神，神不得而歸焉。痰在腸胃間，可下而愈。濕痰，蒼、白术類；熱痰，青黛、芩、連類；寒痰，二陳類；風痰，南星、白附類；老痰，海石、瓜蔞類；食積痰，神麯、麥蘖類。氣實痰熱結，吐難得出，或成塊，或吐咯不出。氣滯者，難治。在上，膠固稠濁者，必用吐。

吐法多用芽茶、齏汁、薑汁、醋少許，蘆[一]瓜蒂散少許，加桔梗、防風，皆昇動其氣便吐也。又法，用附子尖、桔梗、蘆人參、瓜蒂、藜蘆。砒不甚用，非危急不用。艾葉末、茶，此皆自吐，不用手法，但藥但湯皆可吐也。吐法，先以布搭膊勒腰，於不透風處行此法。用蘿蔔子半升，擂，和以漿水一碗，濾去渣，入少油與蜜，炖至半，温服，以鵝翎探吐之。鵝翎浸以桐油，却以皂角水洗去油，曬乾方用。又蝦汁吐法亦好。吐不止，須用解藥，麝香解藜蘆、瓜蒂，葱白解瓜蒂，水與甘草總解。

凡人身結核，不紅不痛，不作膿，皆痰注也。病患諸藥不效，關脈伏而大者，痰也。眼胞、眼下如煙熏黑者，亦痰也。凡人身上、中、下有塊，是痰，問其平日好食何物，吐下後用相制藥消之。

實脾土，燥脾濕，是治痰之本法也。許學士云：用蒼术治痰飲成窠囊，行痰極有效，痰挾血遂成窠囊。痰病久得澀脈，卒難得開，必費調理。二陳湯加升麻、柴胡能使大便潤而小便長，胸膈寬。内傷挾痰，必用參、芪、白术之類，多用薑汁傳送，或

[一]「蘆」：明刻本無。

加半夏之類。虚甚者，加竹瀝。痰熱者，多挾風，外證爲多，或成塊吐咯不出。兼鬱者難治。濕痰多軟，如身倦體重之類。風痰多見奇證。食積痰，必用攻，兼氣虚者，用補氣藥送之。因火盛逆上者，以治火爲先，白术、黄芩、石膏之類。中氣不足，則加白术、人參，然後治痰。

痰之爲物，在人身隨氣昇降，無處不到，無所不之，百病中多有兼此者，世所不識。脾虚者，清中氣以運痰降下，二陳湯加白术之類，兼用升麻提氣。凡虚人中焦有痰，胃氣亦賴所養，不可盡攻。若攻之盡，則愈虚也。眩運嘈雜，乃火動其痰，用二陳湯加梔子、黄芩、黄連之類。痰結核在咽喉間，燥不能出者，化痰藥加鹹味軟堅，瓜蔞、杏仁、海石、桔梗、連翹，少佐以風硝，薑汁〔一〕蜜丸噙。痰在皮裏膜外及經絡中，非薑汁、竹瀝、荆瀝不可治。痰在四肢，非竹瀝不行。喉中如有物，咯不出，咽不下，此是痰。重者吐之，輕者用瓜蔞輩，氣實必用荆瀝。血滯不行，中焦有飲者，用韭汁冷飲三四酒盞，必胸中煩躁不寧，無妨，但服後即愈。

〔一〕「汁」：原脱，據《丹溪心法·痰十三》補。

海粉，熱痰能降，濕痰能燥，結痰能軟，頑痰能消，可入丸内，勿入煎藥。黄芩能治痰熱，以易降火也。枳實瀉痰，能衝墻壁。天花粉大治膈上熱痰。五倍子佐他藥，大治頑痰。瓜蔞、滑石，大治食積痰，洗滌臟腑。油炒半夏，大治濕痰，亦治喘嗽心痛。粥丸，薑湯下三十丸。小胃丹能損胃氣，食積痰者用之，不宜多服。

治濕痰方 黄芩、半夏、香附、貝母，若加瓜蔞、青黛，能治熱痰，作丸服。痰之清者，二陳湯之類。凡治風痰，必用白附子、天麻、雄黄、牛黄、僵蠶、猪牙皂角之類。

中和丸 治濕痰氣熱。

蒼术　黄芩　半夏　香附　等分爲末，粥丸。

燥濕痰方 南星一兩　半夏二兩　蛤粉三兩

右爲末，蒸餅丸，青黛爲衣。

治陰虚内多食積痰方 真川芎七錢　黄連　瓜蔞仁　白术　神麯　麥芽以上各一兩　青黛五錢　人中白三錢

右爲末，薑汁蒸餅爲丸。

竹瀝治膈間有痰，或顛狂，或健忘，或風痰，亦能養血，與荆瀝同。

小胃丹　治濕熱痰積，兼治白帶。

用甘遂以水濕麵爲衣，長流水煮令麵透，再用水洗，曬乾；大戟以長流水煮一時，再用水洗，曬乾；芫花好醋拌匀，過一宿，瓦器内炒，不住手攪，炒令黑色，不要焦了，大黄紙裹，水濕，灰火煨，勿令焦，去紙，切，焙乾，再以酒潤，炒令熱，倍前藥；黄柏炒，倍大黄。各研，秤末，用粥丸麻子大，每服十二丸。

又方　甘遂、大戟減三分之一，朱砂爲衣，名**辰砂化痰丸**。

痰方　南星、半夏各一兩，蛤粉二兩，專治濕痰。熱加青黛，濕加蒼术，食積加神麯、麥櫱、山楂。

又方　黄芩、香附、半夏、瓜蔞、貝母、青黛，末之，粥丸。

治食積痰火，又能大瀉胃火，軟石膏細末，醋丸如緑豆大，每服十丸。

青礞石丸　解食積，去濕痰，看病冷熱虚實，作湯使。

青礞石半兩，依法煅，半夏七錢，南星、茯苓、片芩各半兩，法制硝三錢。以硝共蘿蔔水煮化，去蘿蔔，以綿濾過，令結風化，末之，麵糊丸。一加蒼术、滑石。

又方　半夏二兩，白术一兩，茯苓、陳皮各七錢半，黄芩、礞石各半兩，風化硝二錢。

痰喘方 皂角灰半兩 海粉 蘿蔔子蒸 南星用白礬一錢半，泡湯浸，曬乾。各一兩 瓜蔞仁一兩

右末之，薑蜜丸，噙化。

又方 南星、半夏、杏仁、瓜蔞、蘿蔔子、青黛、香附，麯糊丸。

清金丸去肺火，下膈上熱痰，與清化丸同用。以黄芩炒末，水丸。清化丸方，苦能燥濕熱，輕能治上，專治熱嗽，及治咽痛。細末，以醋調敷咽喉間。用燈籠草葉炒末，蒸餅丸。

茯苓丸 治痰。半夏四兩，茯苓二兩，枳殻一兩，風化硝五錢。

治鬱痰：白僵蠶、杏仁、瓜蔞仁、訶子、貝母、五倍子。

導飲〔一〕**丸** 吴茱萸製，三錢 茯苓一兩 黄連五錢 滑石七錢半 蒼术一兩半，泔〔二〕

〔一〕「飲」：《丹溪心法·痰十三》作「痰」。

〔二〕「泔」：原作「甘」，據《丹溪心法·痰十三》改。

水浸

右末之，麯糊丸，每服百丸，薑湯下。

白玉丸 江子三十個 南星 半夏 滑石 輕粉各三錢

爲末，皂角仁浸，濃汁丸，桐子大，每服五七丸。

瓜蔞丸 治食積，痰壅滯喘。

瓜蔞仁 半夏 山楂肉 神麯各等分

右爲末，以瓜蔞水丸，薑湯入竹瀝，下二十丸。

又方 半夏一兩 蒼朮二兩 香附二兩半 黄芩 黄連 瓜蔞各一兩

右末之，麯糊丸。

清膈化痰方 黄連一兩 黄芩一兩 黄柏五錢 山梔五錢 香附二兩半 蒼朮二兩

右爲末，麯糊丸。

搜風化痰丸 人參 僵蠶 槐角子 白礬 天麻 陳皮去白 荆芥一兩 半夏四兩，薑汁浸 辰砂半兩

右末之，薑汁炊餅丸，陰乾，辰砂爲衣，薑湯下四十丸。

墜痰丸 治痰飲效。

枳實 枳殼半兩，炒，去穰 黑牽牛半斤，取頭末 猪牙皂角二錢，酒炒 明礬三錢，飛一半 朴硝三錢，風化爲末

右末之，用蘿蔔汁丸，每服四十丸，鷄鳴時服。初則有糞，次則有痰。

治濕痰：

蒼术一〔一〕錢 白术六錢 香附〔二〕一錢 酒白芍藥二錢

右末之，炊餅丸。

治肥人濕痰：

苦參 半夏各一錢半 白术二錢半 陳皮一錢

右作一服，薑三片，入竹瀝與水共一盞煎，食遠，吞三補丸十五丸。

治上焦風痰：

〔一〕「一」：明刻本作「三」。

〔二〕「香附」：原作「附香」，據明刻本乙轉。

瓜蔞仁　黄連　半夏　猪牙皂角各等分

右末，薑汁炊餅丸。

治痰氣：

片黄芩　陳皮　半夏各五錢　白术　白芍藥各一兩　茯苓三錢

右爲末，薑汁炊餅丸。

祛風痰，行濁氣：

防風　川芎　牙皂　白礬　鬱金各一兩　赤白蜈蚣各一條

右末之，炊餅丸，桐子大，每服二十五丸，食前茶清湯下。春以芭蕉湯探吐痰。

利膈化痰丸　治胸膈痰氣最妙。

貝母　半夏各半兩　天南星　蛤粉各一兩　瓜蔞仁　香附各半兩，童便浸。以上并爲細末。

右用猪牙皂角十四挺，敲碎，水一碗半煮，杏仁去皮尖，一兩，煮水將乾，去皂角，擂杏仁如泥，入前藥搜和，再入生薑汁，炊餅丸如緑豆大，青黛爲衣，曬乾，每服五十六十丸。

清痰丸 專主胸中痰積。一云專主中宮痰積。

烏梅五錢 枯明礬五錢 南星 半夏各一兩 黄芩五錢 蒼术五錢 神麯一兩 棠球一兩 青皮 陳皮各五錢 香附一兩 滑石炒，五錢 乾生薑一兩 枳實一兩

右爲末，炊餅丸。

一男子年七十九歲，頭目昏而重，手足無力，吐痰口口相續，左手脈散大而緩，右手脈緩而大，不及於左，重按皆無力，飲食稍減而微渴，大便三四日一行。若與風藥，至春深必死，此大虚證，當以補藥作大劑服之。與黄芪、人參、當歸身、芍藥、白术、陳皮，濃煎作湯，使下連柏丸三十丸。服一年半，精力如少壯時。連柏丸，冬加乾薑少許，作令藥，餘三時皆根據本法。連、柏皆以薑汁炒，爲末，用薑汁糊丸。

一男子年近三十，厚味多怒，秋間於髀樞左右發痛，一點延及膝骭，晝静夜劇，痛處惡寒，口或渴或否。醫與治風，并補血藥，至次春，膝漸腫痛甚，食漸减，形羸瘦，至春末，膝漸腫如碗，不可屈伸，其脈弦大頗實，率皆數短，其小便必數而短，遂作飲食痰積在太陰、陽明治之。半夏五錢、黄柏一兩，酒炒、生甘草梢三錢、蒼术三錢，鹽炒、川芎三錢、生犀角屑三錢、陳皮、牛膝、木通、芍藥以上五錢，遇暄熱加條

芩二錢。右爲末，每服三錢重，與薑汁同研細適中，以水湯起令沸，帶熱食前服之，一日夜四次。與之半月後，數脈漸減，痛緩，去犀角，加牛膝、敗龜版半兩，當歸身尾半兩，如前服之。又與半月餘，腫漸減，食漸進，不惡寒，惟膝痿軟，未能久立久行，去蒼术、黄芩，時夏月加炒柏至一兩半，餘依本方内加牛膝，春夏用梗，秋冬用根，惟葉汁用尤效。須絶酒肉、濕麪、胡椒。中年人加生地半兩，冬加茱萸、桂枝。

一人面上才見些少風，如刀刮者，身背皆不怕冷，能食，脈弦，起居如常，先以川芎、桔梗、生薑、山梔、細茶。吐痰後，服黄連導痰湯。

外弟一日醉飽後，亂言妄見，且言伊亡兄生前事甚的，乃叔叱之曰：食魚腥與酒太過，痰所爲耳。灌鹽湯一大碗，吐痰一升，汗因大作，睏睡一宵而安。

金氏婦壯年，暑月赴筵回，乃姑詢其坐次失序，自愧，因成病，言語失倫，又多自責之言，兩脈皆弦數，予曰：非鬼邪，乃病也，但與補脾導痰清熱，數日當自安。其家不信，以數巫者噴水而恐之，旬餘而死。

一婦年五十餘，夜多怒，因食燒猪肉，次早面脹不食，身倦，六脈沉澀而豁大，此體虚，痰膈不降，當補虚利痰。每早服二陳加參术大劑，服後探吐令藥出，辰時後與三和湯三倍加术二帖，至睡後服神祐丸七丸，逐其痰，去牽牛，服至一月而安。

傅憲幕子，暑月因勞而渴，恣飲梅水，又連得大驚三四次，妄言妄見，病似鬼邪，兩脈皆虛弦而沉數，予曰：數爲有熱，虛弦是大驚。又酸漿停於中脘，補虛清熱，導去痰滯，病可安。與參、术、陳皮、芩、連、茯苓，濃煎湯，入竹瀝、薑汁，與服浹旬，未效。衆尤藥之未對，予知其虛未回，痰未導，仍與前方加荆瀝，又旬而安。

一人陰虛有痰，神麯、麥芽、黄連、白术各一兩，川芎七錢，瓜蔞仁、青黛、人中白各半兩，右末之，薑汁擂炊餅丸。

一人濕熱勞倦新婚，胸膈不快，覺有冷飲，脈澀大，先多得辛温導散藥，血氣俱傷。蒼术、半夏、白术、陳皮，以上各五錢，白芍藥六錢，龜版七錢半，炒柏一錢半，黄芩三錢，砂仁、甘草各一錢，右末之，炊餅丸，食前薑湯下四五十丸。服後膈間冷，痰未除，用小陷胸湯加少茱萸作向導，爲丸服。

一人氣實形壯，常覺胸膈氣不舒，三一承氣湯下之，及與導痰之類。

一人食積痰氣，脾弱，貝母、連翹、麥芽、陳皮各半兩，南星、黄芩、白术各一兩，萊菔子二錢半。右末之，炊餅丸。

一老人嘔痰胸滿，寒熱，因傷食起，用二陳導飲。白术補脾，柴胡、黄芩退寒熱，蒼术解表寒，砂仁定嘔下氣。

一婦人舌上長起厚苔并痛，心下時堅，陽明痰熱。黄柏、知母俱蜜炙、貝母各二兩，瓜蔞、枳實、麥芽、薑黄、牛膝各半兩，爲末，可留於舌上，再用白术二兩，蓽澄茄、萊菔子、連翹、石膏各半兩，青子〔一〕、風硝、升麻各三錢，右末，炊餅丸服。

二陳治痰要藥，世多忽之，且平胃散爲常服之藥，二陳湯反不可服乎？但能隨證加減，用之無不驗。世人貴耳賤目，不特此也。

喘第二十一

有短氣，有火炎，有痰，有陰火上逆。凡久喘未發，以扶正氣爲要；已發，以攻

〔一〕「子」：《張氏醫通》卷十三作「皮」。

邪爲主。氣短者，參芪補之；火炎上者，降心火，清肺金；有痰者，降痰下氣爲主；陰火上逆者，補陰降火。有氣虚短氣而喘，有痰亦短氣而喘，有陰虚自小腹下火起而上者。喘急而有風痰者，《婦人大全良方》千緡湯加導痰湯。陰虚挾痰喘急者，補陰降火，四物湯加半夏、枳殼。氣虚者，人參蜜炙、黄柏、麥門冬、地骨皮之類。大概喘急者，不可用苦藥、凉藥，火氣盛故也，導痰湯合千緡湯妙。諸喘不止者，用劫法，只一二服則止。氣虚人少用。劫定之後，因痰治痰，因火治火，用椒目研極細末，用二錢，生薑湯調下止之。丸、末皆可用。又法：蘿蔔子蒸熟爲君，皂角燒灰，等分爲末，生薑汁、蜜爲丸，如小桐子大，每服用五七十丸，噙化止之。元氣虚而喘，喘而氣短者，生脈散。上氣喘而躁者，屬肺脹，欲作風水，發汗即愈。秋冬之間，風痰作喘，搜風化痰丸。肺濕作喘，以甜葶藶研細末，棗肉爲丸，服之。人卧則氣浮於肺，凡上昇之氣，大概用香附、黄連、黄芩、山梔、青皮以降之。

戴云：有痰喘者，有氣急喘者，有胃虚喘者，有火炎上喘者。夫痰喘者，乍進乍退，喘便有痰聲；氣急喘者，呼吸急促而無痰聲；火炎上喘者，乍進乍退，得食則減，食已則喘，大概胃中有實火，膈上有稠痰，得食入咽，墜下稠痰，喘即止。稍久食已，入胃反助其火，痰再昇上，喘反大作，俗不知此，作胃虚治，用燥熱之藥，以火濟火。昔葉都督患此，諸醫作胃虚治之不愈，後以導水丸利五七次而安。又有胃虚喘者，抬肩擷肚，喘而不休是也。

治氣逆、氣喘、上氣，紫金丹可用，須三年後者乃可。忌猪肉并酒。

一子二歲，患痰喘，見其精神昏倦，病氣深，决非外感，此胎毒也。蓋其母孕時喜辛辣熱物所致，勿與解利藥，因處以人參、連翹、芎、連、生甘草、陳皮、芍藥、木通，煎，入竹瀝，數日安。

一婦人，六七個月痰嗽喘急不卧，專主肺。北柴胡一錢，麻黄二錢，石膏二錢，桑白皮一錢，甘草半錢，黄芩一錢半，一汗而愈。後服五味子、甘草、桑皮、人參、黄芩。

哮第二十二

哮專主乎痰，宜吐法。亦有虚而不可吐者。治哮必須薄滋味，專主乎痰，必用大吐，吐藥中多用醋，不可全用凉藥，必帶表散，此寒包熱也。半夏、枳殼、炒桔梗、片黄芩、炒紫蘇、麻黄、杏仁、甘草，天寒加桂。一法小胃丹，以二陳湯去甘草，加蒼术、黄芩，作湯送下，看虚實用之。

治哮積方　用鷄子略損殼勿損膜，浸尿缸中三四日，夜煮吃效，蓋鷄子能去風痰也。

治哮，**紫金丹**

以精猪肉三十兩，切骰子大，用信一兩明者，研極細，拌在肉内，令極匀，分作六分，用紙筋黄泥包之，火烘令乾，又用白炭火於無人遠處煅之，以青煙出爲度，出火毒放地上一宿，研細，用湯浸蒸餅爲丸，如緑豆大，食前茶清下，大人二十丸，小兒十丸，量虚實與之。

一人哮喘，南星、半夏、杏仁、瓜蔞仁、香附、橘紅、青黛、萊菔子、皂角灰，右末之，麯丸，薑湯送下。

泄瀉第二十三

有濕，有氣虚，有火，有痰，有積。

世俗類用澀藥治痢與瀉，若積久而虚者，或可行之；而初得者，必變他證，爲禍不小。殊不知多因於濕，惟分利小水，最是長策。治濕燥濕宜滲泄，四苓散中加蒼术、白术，甚者二术皆炒。氣虚用人參、白术、芍藥炒、升麻；火宜伐火，利小水，用黄芩、木通，入四苓散；痰宜豁痰，用海石、青黛、黄芩、神麯，作丸服，或用吐法吐之，以昇提其清氣；食積宜消導之，疏滌之，神麯或大黄等。泄瀉水多者，必用五苓散。

止瀉方　肉豆蔻五兩　滑石春冬一兩二錢半，夏二兩半，秋二兩

右用薑汁麯糊丸。

又方**薑麯丸**　薑二兩　陳麯六兩，炒，用一二年陳者，新者發熱不可用，陳麥亦可用　茴香半兩

治脾泄方　用炒白术、炒神麯、炒芍藥，或湯或散，作丸子尤切當。治脾泄，當

大補脾氣而健運復常。

治久病大腸氣泄：熟地黄五錢，白芍藥炒、知母各三錢，乾薑二錢，炙甘草一錢，右末服。泄瀉或嘔吐，用六一散、生薑汁，湯調服。積痰作泄，宜下之。青六丸去三焦濕，治泄瀉多與他丸同用，并不單用。若欲治血痢，或産後腹痛，或自痢者，補脾補血藥送之。久病氣虚，泄瀉不止，灸百會三壯。

一老人，奉養太過，飲食傷脾，常常泄瀉，亦是脾泄。白术炒二兩，白芍藥酒炒一兩，神麯炒二兩，山楂一兩半，半夏一兩湯浸，黄芩炒半兩。右爲末，青荷葉燒飯爲丸。

一老人年七十，面白，脈弦數，獨胃脈沉滑，因飲白酒作痢，下血淡水膿，腹痛，小便不利，裏急後重，以人參、白术爲君，甘草、滑石、檳榔、木香、蒼术爲佐，下保和丸二十五丸。第二日證減，獨小便不利，只以益元散服之效。

一男子，因辛苦發熱，腰脚痛，吐瀉交作，以白术二錢，人參一錢，滑石二錢，木通一錢半，甘草半錢，陳皮二錢，柴胡一錢。

夏月水瀉，桂苓甘露飲，官桂、人參各五錢，木香一分，茯苓、白术、甘草、澤瀉、葛根、石膏、寒水石以上各〔一〕一兩，滑石二兩。脾胃不和，泄瀉并傷食，用胃苓湯。積聚肚瀉，勝紅丸。腸鳴泄瀉，久不愈者，訶黎勒丸。泄瀉下積，身熱水泄者，大柴胡湯。水瀉，白术、蒼术、厚朴、陳皮、炒麯、茯苓、猪苓、澤瀉、地榆、甘草。冬月加乾薑等分。治老人水瀉，白术一兩，蒼术一兩，厚朴半兩，炒麯一兩，肉豆蔻一兩，陳皮五錢，炒芍藥一兩，滑石一兩炒，甘草三錢炙，樗皮一兩炒。右飯丸，食前米飲下八十粒。

一人胸滿，泄瀉不止，當消食補脾則泄止。若積病，亦有胃壯而泄不止，當下去積，則泄止。

凡内外之邪，有傷於生化之用，則陰陽失其居處之常，臟腑失其所司之政，以致腸胃腐熟而傳化之職不修，所以瀉也。一人氣脱而虚，頓瀉不知人，口眼俱閉，呼吸甚微，殆欲死者，急灸氣海，飲人參膏十餘斤而愈。陰虚而腎不能司禁固之權者，峻補其腎。痰積在肺，致其所合大腸之氣不固者，涌出上焦之痰，則肺氣降下，而大腸

〔一〕「各」：原脱，據明刻本補。

之虚自復矣。憂思太過，脾氣結而不能昇舉，陷入下焦而泄瀉者，開其鬱結，補其脾胃，而使穀氣昇發也。

戴云：凡瀉水而腹不痛者，是濕；飲食入胃不住，完穀不化者，是氣虚；腸鳴瀉水，痛一陣瀉一陣，是火；或瀉或不瀉，或多或少，是痰；腹痛甚而瀉，瀉後痛減者，是食積。

治水瀉方 乾薑一錢 當歸二錢半 烏梅三個 黄柏一錢 黄連二錢。或云各等分。水煎。

霍亂第二十四

内有所積，外有所感，見成吐瀉不徹者，還用吐，提其氣起。吐用二陳湯加減，或鹽湯，或鹽水皆可吐。

治霍亂：蒼术、厚朴、陳皮、葛根以上各一錢半，滑石三錢，白术二錢，木通一錢，甘草炙。又法：用薑湯下保和丸四十粒。

治乾霍亂，大法發汗，吐亦不妨。此係内有所傷，外爲邪氣所遏。有用吐法者，則兼發散之義；有用温藥解散者，其法解散，不用凉藥。二陳湯加川芎、蒼术、防風、白芷等劑。夏月霍亂吐瀉，大欲飲水，或狂亂奔走，薑製厚朴、官桂、乾薑、茯苓、半夏。

霍亂方：藿香、蒼术、厚朴、陳皮、縮砂、白芷、甘草、半夏、茯苓、人參、炒神麯等分。遇寒加乾薑，寒甚加附子。吐瀉霍亂，夏月以冰水調益元散，加薑汁服之。又以地漿清水調桂苓甘露飲，新汲水亦可。所以至陰之物，能生陽中之陰。霍亂微煩躁渴，錢氏白术散。以上三方，俱見《寶鑒》中。

夏月吐瀉，黄連香薷湯，井中浸冷服。霍亂脈多伏或絶，大法理中湯好。陽不昇陰不降，乖隔而成霍亂，切不可與米湯，飲即致死。夏月多食瓜果，飲冷乘風，以致食留不化，因食成痞，隔絶上下，遂成霍亂，以六和湯倍藿香。

揮霍撩亂而不得吐瀉，名乾霍亂。乾霍亂最難治，須以鹽湯吐之。

治攪腸沙，用樟木屑煎濃湯，呷一碗，須臾吐瀉即可。一云乾霍亂，俗名攪腸沙也。

又法，就委中穴有紫處，刺出血即安。或於十指頭出血，亦是良法。一法，治霍亂已死，腹中尚有暖氣，用鹽納臍中，灸七壯，仍灸氣海。

痢第二十五

分在氣、在血治。

赤屬血，白屬氣。身熱、後重、腹痛。身熱者，挾外邪，法當解表，不惡寒用小柴胡去參。後重，積與氣鬱，墜在下之故，兼升兼消。腹痛者，是肺金之氣鬱在大腸之間，以苦梗發之，然後用治痢藥。氣用氣藥，血用血藥。下痢腹痛人實者，宜用劉氏之法下之，然後隨氣血用治痢之藥。下血多，主食積與熱，當凉血活血，當歸、桃仁、黄芩之類，或有用朴硝者。青六丸治血痢效。以六一散一料炒紅麯半兩，能活血，以飯爲丸。腹痛者，宜温散藥，如薑桂之屬以和之。如有熱，用黄芩、芍藥之類。壯者與初病者，宜下之；虚弱衰老者，宜昇之。一痢初得之時，一二日間，法當利，大小調胃承氣湯下之。看其氣血而用藥，氣病用參术，血病用四物湯爲主。有熱先退熱。後重者，當和氣，木香、檳榔之類。因積作後重者，保和丸主之。五日後不可下，脾胃虚故也。

保和丸方　山楂肉三兩　神麯二兩　陳皮　半夏　茯苓以上各一兩　連翹五錢　萊菔子五錢

右炒，七味爲末，粥丸，薑湯下。或加白术二兩。

下痢初發熱，必用大承氣湯下之，後隨證用藥。下痢久不止，發熱者，屬陰虚，用寒凉藥，必兼昇藥熱藥用。一本云：血久不止，發熱者，屬陰虚，四物爲主。下痢後，身發熱者，有外感。初下腹痛，不可用參术，雖氣虚、胃虚者，皆不可用。下血有風邪下陷，宜昇提之。蓋風傷肝，肝主血故也。有濕傷血，宜行濕清熱。後重者，積與氣墜下，當和氣，兼昇兼消，木香、檳榔之類。不愈，用皂角子、煨大黄、當歸、桃仁、黄連、枳殼作丸。蓋後重，大腸風盛故也。下痢病，有半死半生者二，下如魚腦者，半死半生；身熱脈大者，半死半生。

有不治證者五：下〔一〕血者，死；下如塵腐色者，死；下如屋漏水者，死；下痢脣如

〔一〕「下」：明刻本其下有「純」字。

朱砂紅者，死；下痢如竹筒者，不可治。

夫痢而能食，胃未病也。若脾胃濕熱之毒，燻蒸清道而上，以致胃口閉塞，遂成禁口證。一方治噤口痢，香蓮丸與蓮肉各半，研末，半湯調下。治噤口痢，臍中用田螺入麝香少許，搗爛盦之，以引其熱就下，熱去則欲食也。

治痢方 蒼术、白术、條芩、當歸、白芍藥、生地黄、青皮、黄連、滑石、甘草，作一服，白水煎。裏急後重，炒連、滑石，加桃仁、檳榔。甚者加大黄，嘔者加半夏，薑煎。

又方

乾薑一錢　當歸二錢半　烏梅三個　黄柏一錢半　黄連二錢

右作一服，白水煎。

孫郎中因飲食過多，腹膨滿，痢帶白色，用蒼术、白术、厚朴、甘草、茯苓、滑石煎，下保和丸三十粒。又方，有炒麯。痢後脚弱漸細，蒼术二兩，酒芍藥二兩半，龜版三兩，酒柏半兩。右末之，粥丸，以四物湯加陳皮、甘草，煎湯吞之。痢後腰痛，兩脚無力，陳皮、半夏、白芍藥以上各一錢，茯苓、蒼术、當歸、酒芩以上各半錢，白术一錢，甘草二錢。右作一服，薑三片煎，食前服。

一人泄瀉，辛苦勞役，下利白積，滑石末、炒陳皮、芍藥、白术、茯苓、甘草，右煎，食前服。

一婦人痢後，血少肚痛，以川芎、當歸、陳皮、芍藥，右煎，調六一散服。

一方治久痢。罌粟殼半兩，樗白皮一錢，黑豆二十一粒，右同煎，食前服。痢時氣發熱，蒼术、厚朴、赤芍藥、當歸、黄芩、黄柏、地榆、粟殼、枳殼、檳榔、木香、甘草、乾薑。鮮血痢，加黄連；小便不通，加滑石、車前子。痢下血水奈何？加阿膠。

治痢丸子 側柏葉、黄連、黄柏、黄芩、當歸、芍藥、粟殼、生地黄、地榆、枳殼、香附、木香、檳榔，米糊丸，下七八十丸。有食有積，腹痛，加莪术、三棱、縮砂。

飲酒之人臟毒，如血痢狀，乃平日飲酒之過，遂成此病，先宜戒酒，而藥可愈。

蒼术一錢 赤芍藥一錢 炒槐花一錢半 地榆二錢 枳殼一錢 炙甘草三分 黄連炒，五分 乾葛二錢 當歸五分右作一帖，清水煎，食前頓服，愈。

又方

樗皮二兩　神麯炒，五錢　白芍藥一兩　滑石炒，一兩　枳殼五錢

右爲末，爛飯丸，桐子大，米飲下七十丸。

久下痢，數月不能起床，飲食不進，儚弱之甚，以人參五分，白术一錢，黄芪五分，當歸六分，芍藥一錢，炙甘草三分，粟殼三錢，實地榆五分，木香三分，縮砂五分，陳皮一錢，升麻三分，白豆蔻仁三分，澤瀉五分。右作一帖，有熱加黄芩；脈細，四體惡寒，加乾薑或煨肉豆蔻、川附數片，服數帖，漸自進食。

濕熱下痢，小便澀少，煩渴能食，脈洪大緩，腹痛後重，夜多痢下，桂苓甘露飲送保和丸三十丸。一作胃苓湯送下。濕多熱少，脾胃不和，食少，腹痛後重，夜多利下，胃苓湯送保和丸三十丸。一作桂苓甘露飲送下。氣虚，面色黄白，或體肢倦懶之人，頻并痛，後重不食，脈細弱，或有汗出，黄芪建中湯吞保和丸三十丸。濕熱不渴者，建中湯加蒼术、茯苓，吞保和丸。脾胃不和，食少腹脹痛，後重痢下，脈弦緊，平胃散加芍藥、官桂、葛根，或白术茯苓湯送保和丸。下痢白積，黄芩芍藥湯加白

术、陳皮、甘草、滑石、桃仁。下痢赤積，身熱，益元散加木通、炒芍藥、炒陳皮、白术，煎，送下保和丸。

一老人因飲白酒作痢，下淡血水膿，腹痛，小便不通，裏急後重，人參、白术、滑石、蒼术、檳榔、木香、甘草，右煎，下保和丸二十五丸。第二日前證俱減，惟小便不利，用益元散。

仲景治痢，凡言可下，率用承氣湯。大黄之寒，其性善走，佐以厚朴之温，善行滯氣，緩以甘草之甘，飲以湯液，灌滌腸胃，滋潤輕快，無所留礙，積行即止。

劉河間發明滯下證，尤爲切要。有曰：行血則便自愈，調氣則後重自除。此實盲者之日月，聾者之雷霆也。

一人患利，不進飲食，四君子加芎、歸、芍〔一〕藥、陳皮、炒麯、黄連、砂仁、半夏，生薑煎服。

東易胡兄年四十餘，患痢病已百日，百藥治不效。時九月初，其六脈急促，沉弦

〔一〕「芍」：原脱，據明刻本補。

細弱，左手爲甚，日夜數十行，視瘀物甚少，惟下清滯，有紫黑血絲，食全不進，此非痢，當作瘀血治之。問瘀血何由而致？如飽後急走，極力叫駡，毆打攧撲，多受疼痛，一怒不泄，補塞太過，火酒火肉，皆能致之。蓋此人去年枉受杖責，經涉兩年，有此瘀血，服藥後得瘀血則生矣。遂以乳香、没藥、桃仁、滑石，佐以木香、檳榔，以麯糊爲丸，米湯下百餘粒。夜半又不動，又根據前法下二百粒，至天明大下穢物如爛魚腸，約一二升，困頓終日，漸與粥而安。

一人患痢，後甚逼迫〔一〕。一人患痢，善食易飢。已見《醫要》。世俗類用澀藥治痢與瀉，若積久而虚者，或可行之，而初得者，必變他證，爲禍不小。殊不知多因濕，惟分利小水，最是長策。《内經》謂：下〔二〕身熱即死，寒即生。此大概言之耳。必兼證詳之方可。今豈無身熱而生、寒而死者乎？脈沉小流連或微者，易治；浮洪大數者，難治。脈宜滑大，不宜弦急。仲景治痢，可温者五法，可下者十法。或解表，

〔一〕「迫」：明刻本其下有「已見醫要」四字。
〔二〕「下」：其下疑脱「痢」字。

或利小便，或待其自已。區分易治、難治極密，但與瀉同，立論不分，學人當辨之。

大孔痛，一曰温之，一曰清之。按久病，身冷自汗，脈沉小者，宜温；暴病，或身熱，脈浮洪者，宜清；身冷自汗，用温藥。有可吐者，有可汗者，有可下者。初得時，元氣未虚，必推蕩之，此通因通用法。稍久，氣虚則不可也。赤痢乃小腸來，白痢自大腸來，皆濕熱爲本。赤白帶、赤白濁同。先水泄，後膿血，此脾傳腎，賊邪難愈；先膿血，後水瀉，此腎經傳脾，是謂微邪易愈。下如豆汁者，濕也。蓋脾胃爲水穀之海，無物不受，常兼四臟，故如五色〔一〕之相染，當先通利，此迎而奪之之〔二〕義。如虚，宜審之。因熱而作，不可用巴豆等藥。如傷冷物者，或可用，宜謹之。

又有時疫作痢，一方一家之内，上下相傳染者相似，此却宜用運氣之勝伏以治之。

噤口痢，此胃口熱結，用黄連，多加人參，濃〔三〕煎呷之，如吐了又呷；當開以降

〔一〕「五色」：原脱，據明刻本補。
〔二〕「之之」：原脱，據明刻本補。
〔三〕「濃」：原作「濕」，據明刻本改。

之。人不知此，多用温藥甘味，以火濟火，以滯益滯也。亦有誤服熱藥，毒氣犯胃，當推明而祛其毒。

嘔吐噦第二十六

分氣血多少而治。

胃中有熱有痰。胃中有熱，膈上有痰，用二陳湯加薑汁、炒山梔、黄連、生薑，煎服。久病嘔吐者，胃虚不納穀也。生薑、人參、黄芪、白术、香附。注船嘔吐大渴，飲水即死，童便好。嘔吐，若脾胃虚損之人，或非夏月見者，服理中湯。見其虚甚，庶可用之。亦宜冷與之飲，以順其性。痰飲爲患，或嘔或吐，惡心，或頭眩，或中脘不快，或發寒熱，或食生冷，脾胃不和，二陳湯加丁香、烏梅、生薑七片，痞痛加草豆蔻。胃氣虚弱，不能飲食，嘔吐，藿香安胃散，藿香、丁香、人參、陳皮、生薑同煎。肝火出胃，逆上嘔吐，抑青丸。痰熱嘔吐，氣盛者，導痰湯加縮砂、薑、連、竹茹。痰嘔吐不止，陳皮、半夏、薑汁。夏月嘔吐不止，五苓散加薑汁。嘔吐煎藥，忌瓜蔞仁、杏仁、桃仁、萊菔子、山梔，皆要作吐。如藥中帶香藥行散不妨。泄瀉或嘔吐者，生薑汁湯調益元散。

一人早嘔酒，以瓜蔞、貝母、山梔炒、石膏煅、香附、南星薑製、神麯炒、山楂子各一兩，枳實炒、薑黄、萊菔子蒸、連翹、石鹼各半兩，升麻二錢半，右末之，薑汁炊餅丸。

一人飢飽勞役成嘔吐病，時作時止，吐清水，大便或秘或溏，腹痛上攻心背，脈弦：

白术一兩半　山梔一兩，用茱萸二錢炒，去茱萸不用　黄連一兩，用茱萸二錢炒，去茱萸不用　神麯　麥芽　桃仁各一兩。去皮，用巴豆二十粒炒，去巴豆不用　薑黄　杏仁各一兩。去皮，用巴豆二十粒炒，去巴豆不用　蓬术一兩，用巴豆二十粒炒，去巴豆不用　香附一兩　三棱一兩，用巴豆二十粒炒，去巴豆不用　白豆蔻　砂仁　木香　萊菔子　陳皮以上各五錢　南星一兩，薑製　山楂一兩　大黄一兩，蒸　青皮五錢

右末之，薑汁炊餅丸，每服二三十丸。

朱奉議以半夏、橘皮、生薑爲主。孫真人誤以噦爲咳逆。凡病患欲吐者，切不可

下，逆故也。劉河間謂嘔者，火氣炎上，此特一端耳。有痰隔中焦，食不得下者；又有氣逆者；又有寒氣鬱於胃中者；又有食滯心肺之分，不得下而反出者；然胃中有火與痰而致嘔吐者多。又有久病嘔者，此胃虚不納穀也。生薑、人參、黄芪、白术、香附之類。

惡心第二十七

有痰，有熱，有虚，皆用生薑，隨證用藥。痰飲爲患而嘔吐惡心者，二陳湯加丁香、烏梅、生薑七片，煎服。

戴云：惡心者，無聲無物，但心中欲吐不吐，欲嘔不嘔，雖曰惡心，非心經之病，皆在胃口上，宜用生薑，蓋能開胃豁痰故也。

卷　三

翻胃第二十八

翻胃即膈噎也，膈噎乃翻胃之漸。《發揮》詳言之。大約有四：有血虚，有氣虚，有熱，有痰。又有兼病者。

血虚者，脈必數而無力；氣虚者，脈必緩而無力；血氣俱虚者，口中多出沫，但見沫大出者，必死；有熱者，脈數而有力；有痰者，脈滑數，二者可治。又曰：翻胃脈，血虚，左手脈無力；氣虚，右脈無力；有痰寸關沉，或伏而大。血虚以四物爲主，氣虚以四君子爲主，熱以解毒爲主，痰以二陳爲主。必入童便、薑汁、竹瀝、韭汁、牛羊乳。糞如羊矢者，不治。年高者，雖不治，須用參、术，關防氣虚、胃虚。有陰火上炎而翻胃者，作陰火治。有氣結者，其脈寸關沉而澀，宜開滯導氣之藥。有積血在內者，當消息以逐之。大便澀者難治，常食兔肉則便利。翻胃病，若痰實火盛之人，先以瓜蒂散吐之，後用大黄、皂角、黑牽牛、朴硝，爲末糊丸，薑湯下十五丸。一方治翻胃積飲，通用益元散，以薑汁澄白脚爲丸，時時服之。一方以黄連、茱萸炒、貝母、瓜蔞、陳皮、白术、枳實、牛轉草。但有咽下塞住不寬，項背轉側，欠伸不得，似乎膈噎之證，飲食不下，先有心疼，疼發一身盡黄，先以川芎、桔梗、山梔、細茶、生薑、齏汁，吐痰二碗，後用導痰湯加羌活、黄芩、紅花。人壯者用此法。

一老人翻胃，瓜蔞、貝母、白术、陳皮、吴茱萸、黄連、生甘草、人參、茯苓、枳實。年少者，以四物湯清胃脘，血燥不潤便，故澀。《格致餘論》甚詳。

檳連丸 治翻胃，或朝食而暮出者，或下咽而吐者，或胃脘作痛者，或必得盡吐而爽者，或見食即吐者。

白术 黄連 砂仁 陳皮 半夏麯 神麯 蓬术各一兩 藿香 檳榔 青皮 丁香 麥蘖 三棱 薑黄 良薑 白豆蔻 茯苓 桂花 連翹 山楂各五錢 川附半

只　吴茱萸二錢

右藥末之，薑糊丸，每服七八十丸，薑湯或白湯下，日三服。

一人年壯，病翻胃，益元散加陳皮、半夏，生薑自然汁浸，曬乾爲末，竹瀝、甘蔗汁調服。一人但能食粥，一匙吃下，膈有一菜雜於其間，便連粥俱不能下，魚肉俱不可咽，止能食稀粥，其人起居如常，用凉膈散加桔梗。若面常覺發熱，大便結，此咽膈燥痰所礙，加白蜜飲之。治翻胃，未致於胃脘乾槁者。

一男子壯年，食後必吐出數口，却不盡出，膈上時作聲，面色如平人，病不在脾胃，而在膈間。問其得病之由，乃因大怒未止輒吃麵，即有此症。蓋怒甚則血鬱於上，積在膈間，有礙氣之昇降，津液因聚而爲痰爲飲，與血相搏而動，故作聲也。用二陳加香附、萊菔、韭汁，服一日，以瓜蒂散、酸漿吐之，再一日，又吐，痰中見血一盞，次日復吐，見血一鍾，乃愈。

一中年人，中脘作痛，食已則吐，面紫霜色，兩關脈澀，澀乃血病也，因跌仆後中脘即痛，投以生新推陳血劑，吐片血碗許而愈。

一婦人因七情，咽喉有核如綿，吐不出，咽不下，及兩脅心口作痛，飲食少，胎已三月矣。用香附、砂仁、茯苓、陳皮各二錢，麥冬、厚朴、白术、人參、甘草各五分，枳殼、芍藥、白豆蔻各八分，竹茹二錢，薑五片，煎服。心痛不止，加草豆蔻。

一人先因膈噎，後食羊肉，前疾大作，及咽酸，用二陳湯加蒼术、白术、香附、砂仁、枳殼、吴茱、黄連、神麯、生薑，煎服。後裹急後重，加木香、檳榔。痰氣結核在咽間，吐咯不出，此七情所致也。及痰火炎上，胸膈不寬，以二陳加香附、砂仁、瓜蔞、白术、厚朴、蘇子、黄連、吴茱、枳殼、生薑，煎服。頭眩加前胡。因食欲過甚，遂成膈氣，作死血治之，二陳加當歸、桃仁、香附、砂仁、白术、枳實、藿香、薑連，吐不止加丁香煎，臨服加韭汁、薑汁、竹瀝各少許，加牛乳尤佳。

一人痰火噎塞，胸膈不寬，二陳加紫蘇、厚朴、香附、砂仁、薑連、木香、檳榔、白豆蔻、吴茱萸、生薑，煎服。嘔吐胸膈疼，二陳加薑黄、香附、砂仁、丁香、藿香、白术、白豆蔻、枳殼、薑連。心腹痛及咽酸，去枳殼，加吴茱萸；發熱，去枳殼、吴茱，加甘葛、竹茹、枇杷葉薑汁炒；熱盛者，加連翹仁，薑煎服。

疸第二十九

不必分五種，同是濕熱，如盦麯相似。渴者難治；不渴者易治。脈浮宜吐，脈沉宜下。輕者小温中丸，重者大温中丸，脾虚者以白术等藥作湯使。脾胃不和，黄疸，倦怠少食，胃苓湯。小便赤，加滑石。濕熱黄疸，小便赤澀，茵陳五苓散。濕寒黄疸，脾胃不和，不食，脈沉細，小便清利者，理中湯。甚者加附子，所謂陰黄疸也。脾濕積黄，心腹疼痛，胃苓湯。濕熱因倒胃氣，服藥而大便下利者，參、术等，加茵陳、山梔、甘草。熱多，温中丸加黄連；濕多，茵陳五苓散加食積藥。面色黄，肢體倦，小便清，謂之木勝於中，土走於外故也，黄芪建中湯。用茵陳之藥過劑，乃成陰證，身目俱黄，皮膚冷，心下疼，眼澀不開，自利，茵陳附子乾薑湯。穀疸爲病，寒熱不能食，食則頭眩，心胸不安，久則發黄，用茵陳、梔子、大黄，亦治傷寒發黄。氣實人，心痛發黄，撫芎散吐之。疸發寒熱，嘔吐，渴欲飲冷，身體面目俱黄，小便不利，全不思食，夜間不卧，茯苓滲濕湯：以茵陳四苓散内加芩、連、梔子、防己、蒼术、青皮、陳皮。一方加枳實，用長流水煎服。

黄疸方 黄連炒 黄芩炒 山梔炒 猪苓 澤瀉 蒼术 茵陳 青皮 龍膽草各一錢

勞食疸加三棱、蓬术各一錢，砂仁、陳皮、神麴各五分。

茵陳附子乾薑湯 附子炮 乾薑炮 茵陳 白茯苓 草豆蔻 枳實 半夏 澤瀉 白术 陳皮

右薑煎，凉服。

小温中丸 治黄疸與食積。

蒼术炒 神麴炒 針砂醋煅 半夏各二兩 川芎 梔子各一兩 香附四兩

春加川芎，夏加苦參或黄連，冬加茱萸或乾薑。

右末，醋糊丸。

大温中丸 即暖中丸。治食積，黄疸，腫，又可借爲制肝燥脾之用。

陳皮 蒼术米泔浸，炒 厚朴薑製 三棱醋炒 蓬术醋炒 青皮各五兩 甘草二兩

香附一斤，醋炒 針砂十兩，醋煅

右爲末，醋糊丸，空心薑湯下，午飯、晚飯前酒下。脾虚者，以白术、人參、芍藥、陳皮、甘草等藥作湯使。忌大肉果菜〔一〕。

又方**小温中丸** 治脾胃停濕，水穀不分，面色痿黄。

針砂八兩，醋炒〔二〕 香附〔三〕 神麯八兩，炒 白术五兩，炒 半夏五兩，洗 甘草二兩 陳皮五兩，和白 黄連二兩 苦參三兩

右爲末，醋糊丸，每服五十丸，白术陳皮湯下。冬去黄連，加厚朴。

消渴第三十

消渴之證，乃三焦受病也，東垣有法，分上中下治。上消者，肺也，多飲水而少

〔一〕「忌大肉果菜」：明刻本無。
〔二〕「炒」：明刻本作「煅」。
〔三〕「附」：明刻本其下有「十兩醋炒」四字。

食，大小便如常，或云小便清利，其燥在上焦也，治宜流濕潤燥；中消者，胃也，渴多飲水，而小便赤黄，宜下，至不飲而愈；下消者，腎也，小便濁淋如膏之狀，宜養血而整肅，分其清濁而自愈。

大法，養肺降火生血爲主。消渴泄瀉，先用白术、白芍藥，炒爲末，調服後，却服白蓮藕汁膏。内傷病退後，燥渴不解，此有餘熱在肺家，以人參、黄芩、甘草少許同煎，加薑汁冷服。或以茶匙挑藥，漸漸服之。虚者，亦可服獨參湯。消渴而小便頻數，宜生津甘露飲，瓊玉膏亦妙。口乾舌乾，小便赤數，舌上赤裂，地黄飲子。

一孕婦，當盛夏渴思水，與四物湯加黄芩、陳皮、生甘草、木通，數帖愈。

白藕汁膏 黄連末 生地汁 牛乳汁 白蓮藕汁各一斤

右將諸汁慢火熬膏，入連末和丸，每服二三十丸，温水下，日服數次。

繅絲湯、天花粉、蘆根汁、淡竹茹、麥門冬、知母、牛乳，皆消渴之要藥也。

水腫第三十一

因脾虚不能行濁氣，氣聚則爲水，水漬妄行，當以參、术補脾，使脾氣得實，則自能健運，自然昇降，運動其樞機，而水自行，非五苓、神祐之行水也。大抵宜補中行濕，利小便，切不可妄下。以二陳湯加人參、蒼术、白术爲主，佐以黄芩、麥冬、梔子制肝木，土氣得平，以制其水。若腹脹，少佐厚朴；氣不運加木香、木通；氣陷下加柴、升，隨證加减可也。

《經》曰：諸氣膹鬱，皆屬於肺；諸濕腫滿，皆屬於脾；諸腹脹大，皆屬於熱。蓋濕者，土之氣，土者，火之子也。故濕病每生於熱，熱氣亦不能自濕者，子氣感母，濕之變也。凡治腫病，皆宜以治濕爲主，所挾不同，治法亦異。或以治腫以治水立説，而欲導腎以决去之，豈理也哉？蓋脾土衰弱，内因七情，外傷六氣，失運化之職，清濁混淆，鬱而爲水，滲透經絡，流注溪谷，濁腐之氣，窒礙津液，久久灌入隧道，血亦化水。欲借脾土以制之，殊不知土病則金氣衰，木寡於畏而來侮土，脾欲不病不可得矣。治法宜清心經之火，補養脾土，全運化之職，肺氣下降，滲道開通。濁敗之氣，其稍清者，復回而爲氣，爲血，爲津液；其敗濁之甚者，在上爲汗，在下爲溺，以漸而分消矣。又曰：開鬼門，潔净府。鬼門，膚腠也，屬肺；净府，膀胱也，屬腎。未聞有導腎之説。仲景云：治濕利小便，即經潔净府之意。錢仲陽云：腎無瀉法。請以此視之，腎其可易導之乎？

水腫本自中宫，諸家只知治濕利小便之説，而類用去水之藥，此速死之兆也。蓋脾極虚而敗，愈下愈虚，雖或劫效目前，而陰損正氣，然病亦有不旋踵而至者。治宜大補中宫爲主，看所挾加減，不爾則死。脈來沉遲，色多青白，不煩不渴，小便澀少而清，大便多泄，此陰水也，治宜温暖之劑。脈來沉數，色多黄赤，或煩或渴，小便澀少而赤，大腑多閉，此陽水也，治宜清平之劑。有久病氣虚而浮，手足皆腫，是虚氣妄行也。産後與經事過多而病腫，血虚也。腰以上腫宜汗，腰以下腫宜利小便，此仲景法。防己治腰以下濕熱腫，如内傷胃弱者不可用。孕婦水腫，名曰子腫。水腫，痢後浮者，内服益腎散，外用甘草湯淋洗。産後水腫，必用大補氣血爲主。水腫五不治者，五臟齊損故也。出血水者不治。虚弱人浮腫，大便泄瀉，用四君子湯加陳皮、甘草、白芍藥、升麻、炒麯、澤瀉、木通、砂仁、薑，煎服之。婦人因月經不行，遍身水腫，惡心，惡血凝滯腹痛，用當歸、赤芍、青皮、木通、牡丹皮、玄胡索、滑石、没藥、血竭。面浮，因元氣衰少，力弱，脾虚所致，用當歸、白术、木通、蒼术、甘葛各一錢，參、芪、白芍各五分，柴胡四分。濕勝作腫，或自利少食，胃苓湯加木通、麥門冬。面目或遍身虚浮，用五皮散加紫蘇、麻黄、桔梗。治濕腫，用蒼术、厚朴、陳皮、萊菔子、猪苓、澤瀉、車前、滑石、茯苓、枳殻、木通、大腹皮、檳榔，右煎服。喘急加苦葶藶，小便不利加牽牛，又重者加浚川散，其濕毒自消。瘧疾後發浮腫，四苓散加青皮、木通、腹皮、木香、檳榔。脚面浮腫，咳嗽紅痰，二陳加木通、澤瀉、芩、术、桑皮、貝母、麥冬、五味、蘇子。一方治水腫，山梔仁炒，爲末，米飲下一手勺許。一云：胃脘熱病在上者，帶皮用之。又方，山梔五錢，木香一錢，白术二錢半，以急流水煎服。水腫劫藥，以大戟爲末，棗肉丸，服十一丸。可劫氣實者，虚者不可用。

鼓脹第三十二

有實有虛。實者，按之堅而痛；虛者，按之不堅不痛。實者，宜下之、削之，次補之；虛者，温之、昇之，補爲要。朝寬暮急者，血虛；暮寬朝急者，氣虛；日夜急者，氣血俱虛。鼓脹，又名曰蠱，即所謂單腹脹也，其詳在《格致餘論》中。

治法，大補中氣，行濕爲主。此脾虛之甚，必須遠音樂，斷厚味。有氣虛者，大劑參、术，佐以陳皮、茯苓、黄芩、蒼术之類。有血虛者，以四物爲主，隨證加減。脈[一]實兼人壯盛者，或可用攻藥，便用收拾，以白术爲主。氣虛中滿，四君子加芎、歸、芍藥、黄連、陳皮、厚朴、生甘草。胃虛腹脹，調中湯，人參、白术、陳皮、甘草、半夏、厚朴、生薑。腹脹挾虛，分消丸治之。寒而腹脹挾虛者，分消湯治之。寒脹，沉香尊重丸治之。腹脹挾内傷虛證，木香順氣湯，并沉香交泰丸。傷寒痞滿燥實

〔一〕「脈」：原脱，據明刻本補。

四證〔一〕，而人壯者，或雜證腹滿如四證者，用大承氣湯。太陰病，腹脹滿，四肢腫，或一身腫，胸痞不食，小便少，大便難或溏，或脾脹善噦，大滿體重，服索矩三和湯。脾濕而腹脹滿，面黄溺澀，胃苓湯。下虚，腹脹氣上，四物加人參、陳皮、木通、甘草、連翹。有食積者，吞保和丸。飲酒人脹，小便混濁，夜發足腫，桂苓甘露飲加人參、甘葛、藿香、木香。腹脹不覺滿，食肉多所致者，黄連一兩爲末，阿魏半兩醋浸，研如糊，爲丸，同温中丸、白术湯下。食肉多腹脹，三補丸起料，加香附、下甲〔二〕，炊餅丸服。厚朴治腹脹，因其味辛也，須用薑製。一云：脹病必用參、芪、白术大劑補脾，則其氣自動。白术又爲君主之藥，必帶厚朴寬滿。

一人氣弱，腹膨浮腫，用參、歸、茯苓、芍藥各一錢，白术二錢，川芎七分半，陳皮、腹皮、木通、厚朴、海金沙各五分，紫蘇梗、木香各三分，數服後浮腫盡去。餘頭面未消，此陽明氣虚，故難得退，再用白术、茯苓。

〔一〕「證」：明刻本其下有「全」字。
〔二〕「下甲」：《丹溪心法·鼓脹三十九》作「半夏麯」。

一婦人腹久虚脹單脹者，因氣餒不能運，但面腫，手足或腫，氣上行，陽分來應，尚可治，參、术、芎、歸爲主，佐以白芍藥之酸斂脹，滑石燥濕兼利水，大腹皮斂氣，紫蘇梗、萊菔子、陳皮泄滿，海金沙、木通利水，木香營運，生甘草調諸藥。

一婦氣虚單脹，面帶腫，參、术、茯苓、厚朴、大腹皮、芎、歸、白芍、生甘草、滑石。

一人嗜酒，病瘧半年，患脹，腹如蜘蛛。一人嗜酒，便血後患脹，色黑而腹大形如鬼狀。俱見《醫要》。

右二者，一補其氣，一補其血，餘藥大率相出入，而皆獲安。

自汗第三十三

屬氣虚，陽虚。有痰亦自汗，濕亦自汗，熱亦自汗。

大法宜人參、黄芪，少佐以桂枝。陽虚者，附子亦可用。氣虚自汗，黄芪建中湯。氣虚，寒熱自汗，勞倦少食，脈弱者，補中益氣湯。勞役大虚，脈沉細，汗大出，舌上潤，不煩躁，但驚動，亦汗出，似傷寒虚脱者，補中益氣去柴，加五味、麻黄根。火氣上蒸胃中之濕，亦能作汗，宜凉膈散主之，或用粉撲法。胃實，并手足兩腋多汗，大便澀結，大承氣湯主之。痰實膈滯，寒熱自汗，能食而大便秘結，脉實者，大柴胡湯主之。大抵氣熱汗出，多是有餘證也。飲食便汗出，剽悍之氣，按而收之，安胃湯。汗大泄者，乃津脱，宜急止，用人參、黄芪、麥冬、五味、炒柏、知母。濕熱自汗，衛氣虚弱，不任風寒者，調衛湯。傷寒，虚脱自汗，真武湯，外用撲法。

盗汗第三十四

屬陰虚，血虚。

小兒盗汗不須治，宜服凉膈散。盗汗發熱屬陰虚，用四物湯加黄柏。若氣虚，加人參、黄芪、白术。别處無汗，獨心頭一片有汗，思慮多則汗亦多，病在用心，名曰心汗，宜養心血，以艾湯調茯苓末服。當歸六黄湯，盗汗之聖藥也。黄芪加倍用之，餘各等分。右爲末，每服五錢，小兒減半。又方，本方内再加知母、參、术、甘草、地骨、浮麥、桑葉。汗不止，加赤根牡蠣；驚不睡，加遠志，間服朱砂安神丸。一方治盜汗，四炒白术散甚效。方見《醫要》。一人憂鬱出盜汗，胸膈不寬，當歸六黄湯加防風、青皮、枳殼、香附、砂仁。

呃逆第三十五

有痰，有氣虚，有陰火。呃逆即咳逆。咳逆者，氣逆也，氣自臍下直衝上出於口而作聲之名也。

視有餘不足治之。詳見《格致餘論》。有餘并痰者，吐之，人參蘆之類。不足者，人參白术湯下大補丸。痰礙氣而呃逆，此燥痰不出故也，用蜜水探吐之。大概有痰，用陳皮、半夏；氣虚，用參、术；陰火，用黄連、滑石、黄柏；痰多，或用吐，或用行痰；虚甚者，用參膏之類。内傷病呃逆不止，補中益氣加丁香。虚寒呃逆，丁香柿蒂湯，灸期門穴。氣熱痰熱者，青箬頭七十二個，煎服。傷寒血證，呃逆不止，舌强短者，桃仁承氣湯主之。痰多呃逆不止，半夏、茯苓、陳皮、桃仁、枇杷葉、薑汁，煎服。咳逆自利，人參、白术、芍藥、陳皮、甘草、滑石、黄柏、竹瀝。心痛，飲湯水下作呃逆者，是有死血在中，桃仁承氣湯下之。咳逆無脈，二陳加參、术、麥冬、五味、竹茹、薑，煎服。甚者，加柿蒂、丁香。虚人呃逆無脈，加黄柏、知母。治呃逆，黄蠟燒煙燻而咽之。寒者，用硫黄燒煙咽之。一人年近七十，患滯下後發呃逆。一女子暑月因大怒而發呃逆。一人年近五十，因怒得滯下，病後發呃逆。治法俱見《醫要》。

頭風第三十六

有痰，有熱，有風，有血虚。諸家止言偏頭風，而不知所屬，故治之多不效。左屬風，荆芥、薄荷；屬血虚，芎、歸、芍藥；右屬痰，蒼术、半夏；屬熱，酒炒黄芩；有屬濕痰者，川芎、南星、蒼术。偏正頭風，以瓜蒂散搐鼻内。

瘦人嗃藥　軟石膏、朴硝各五錢，腦子、檀香皮、荆芥、薄荷各一錢，白芷、細辛各二錢。

一粒金 治偏正頭風，妙在蓽茇、猪膽。

天香散 治遠年頭風。二方俱見《醫要》。

嗃藥有單用蓽茇、猪膽者。

頭風方 酒片芩一兩，蒼术、防風、羌活各五錢，蒼耳三錢，細辛二錢。右末之，薑一片搗細，和藥末三錢，同擂匀，茶調，湯蕩起服之。一本，酒芩一兩半，羌活、蒼术、川芎各五錢，蒼耳、細辛各三錢，製如上法。

又方 酒片芩、蒼耳、羌活、酒連、生甘草各一錢半，蒼术二錢半，半夏麯炒三錢半，川芎一錢，製如上法。

濕痰頭風方 酒片芩三錢，蒼术一兩，酒炒川芎、細辛各二錢，甘草少許，右末之，製服如上法。

又頭風方 荆芥、防風、草烏尖、甘草、台芎、蔓荆子、桔梗、麻黄，爲末，茶調服。頭癢風屑髮黄，酒炒大黄末，茶調服。一人頭風，鼻塞涕下，南星、蒼术、酒芩、辛夷、川芎。一膏粱人，頭風，發即眩重酸痛，二陳加荆芥、南星、酒芩、防風、蒼术、台芎、薑，水煎服。後復以酒芩、南星、半夏各一兩，皂角灰一錢，烏梅二十個，用巴豆十粒同梅煮過，去豆不用，將梅同前藥爲末，薑麯丸，津咽下。

頭痛第三十七

多主於痰，痛甚者火多。

有可吐者，有不可吐者，有可下者。痰熱當清痰降火。風寒外邪者，當解散。血虚頭痛，自魚尾上攻頭目者，必用芎歸湯。氣虚頭痛，痰厥頭痛，或眩運、脈弱、少食，挾内傷病者，半夏白术天麻湯。頭旋眼黑，頭疼，陰虚挾火，安神湯。頭痛如破，酒炒大黄半兩，爲末，茶調。頭疼連眼，此風熱上攻，須白芷開之。一方用雨前茶、芎、歸、防、芷、台烏、細辛。壯實人，熱痛甚，大便結燥，大承氣湯。葱白治頭痛如破，通上下陽氣。痛引腦巔，陷至泥丸宫者，是真頭痛也，無治法。清空膏治諸般頭痛，惟血虚頭痛不治。方見《醫要》。小清空膏治少陽頭痛，并偏頭痛，或痛在太陽經者，片黄芩酒浸透，曬乾爲末，或酒或茶清下。

一人頭疼，有風痰、熱痰，酒芩、連翹、南星、川芎、荆芥、防風、甘草。夫用芎帶芩者，芎一升而芩便降，頭痛非芎不開，荆芥清凉之劑，頭痛用川芎，腦痛用台芎。

一人形實而瘦，有痰頭疼，黄芩、黄連、山梔、貝母、瓜蔞、南星、香附。一人筋稍露，體稍長，本虚又作勞，頭疼甚，脈弦而數，以人參爲君，川芎、陳皮爲佐治之。六日未減，更兩日當自安。忽自言病退，脈之似稍充，又半日膈滿，其腹文已隱，詢之，乃弟自於前方加黄芪，已三帖矣。遂以二陳湯加厚朴、枳殼、黄連瀉其衛，三帖而安。

頭眩第三十八

痰挾氣虚與火。治痰爲主，及補氣降火藥。此證屬痰者多，無痰則不能作眩。又有濕痰者，有火多者。左手脈數，多熱；脈濇，有死血。右脈實，痰積；脈大，必是火病。一本云：火病當作久病。蓋久病之人，氣血俱虚而痰濁不降也。濕痰者，二陳湯；火多者，二陳加酒片芩；挾氣虚與相火者，亦治痰爲主，兼補氣降火，如半夏白术天麻湯之類。

一老婦，患赤白帶一年半，只是頭眩，坐立不久，睡之則安，專治帶，帶病愈，其眩亦愈。

眩運第三十九

痰在上，火在下，火炎上而動其痰也。有氣虚挾痰者，四君、二陳、芪、芎、荆芥。風痰眩運，二陳湯加芩、蒼、防、羌治之。眩運不可當者，以大黄酒浸，炒三次，爲末，茶調服。氣實人有痰，或頭重，或眩運者，皆治之。壯實人熱痛甚，大便結燥，大承氣湯〔一〕。

〔一〕「壯實人熱痛甚，大便結燥，大承氣湯」：明刻本作「痰火眩運，滚痰丸治之」。

頭重第四十

此濕氣在上，用瓜蒂散鼻内搐之。

紅豆散 治頭重如山，此濕氣在頭也。

麻黄五錢 苦丁香五分 羌活三分 連翹三分 紅豆十五粒

爲末，搐鼻。

頭面腫第四十一

頭面腫壅，有熱，而脈弦數，凉膈散去硝、黄，加桔梗、枳殼、荆芥、薄荷。面上紅腫，因氣實而作者，用胃風湯。面腫生瘡，調胃承氣湯加薄荷、荆芥。

眉棱骨痛第四十二

屬風熱與痰。

作風痰治，類痛風證，用白芷、酒片芩，等分爲末，每服二錢，茶清調下。

又方　川烏　草烏童便浸，炒，去毒，各一錢，爲君　細辛　羌活　酒芩　甘草各半分，爲佐　爲細末，分作二三服，茶清下。一加南星，薑茶調服。一方選奇湯，防、羌、酒芩、甘草，煎服。

心痛第四十三

即胃脘痛，須分久、新治。

若明知是寒，初當溫散。病久成鬱，鬱生熱而成火，故用山梔爲君，以熱藥爲向導。胃口有熱而作痛者，非梔子不可，須佐以薑汁，多用台芎開之，或用二陳湯加川芎、蒼术，倍加炒山梔。如痛甚者，加炒乾薑，從乎反治之法。如平日喜食熱物，以致死血留於胃口作痛者，用桃仁承氣湯下之。若輕者，以韭汁、桔梗，能開提氣血藥中兼用之。以物拄按痛處而痛定者，挾虚也，用二陳湯加炒乾薑和之。有蟲痛者，面上白斑、唇紅能食是也，以苦楝根、黑錫灰之類。痛後便能食，時作時止，上半月蟲頭向上易治，下半月向下難治。先以肉汁或以糖蜜吃下，引蟲向上，然後用藥。打蟲方：楝根、檳榔、鶴虱，夏取汁飲，冬煎濃湯，下萬靈丸最好。脈實，不大便者，下之。痛甚者，脈必伏，宜温藥，如附子之類，勿用參、术，諸痛不可補氣故也。氣虚人，胃脘作痛，草豆蔻丸。心胃腹脅疝痛，二陳湯加參、术，并諸香藥，治效。心脅痛，乾薑微炒、芫花醋炒等分，爲末，蜜丸，每服數粒。熱飲痛，黄連、甘遂作丸服之。停飲心胃痛，或冬寒痛，桂黄丸。心極痛苦，方用生地黄汁調麵煮食，打下蟲甚效。胃虚感寒，心腹痛甚，氣弱者，理中湯。内傷發熱不食，胃虚作痛，補中益氣湯加草豆蔻。心氣痛，天香散方：白芷、川烏、南星、半夏。老人心腹大痛，脈洪大而虚，昏厥不食，不勝一味攻擊之藥，四君子湯加當歸、麻黄、沉香。心膈大痛，攻走腰背，發厥，藥食不納者，就吐中探吐，出痰積碗許而痛自止。

肥人胃脘當心痛，或痞氣在中脘不散，**草豆蔻丸**：

白豆蔻三錢　白术　三棱　草豆蔻　半夏各一兩　砂仁　片薑黄　枳實　青皮　良薑一作乾薑　陳皮　桂枝　丁香　蓬术　木香　藿香　小草各五錢

薑汁蒸餅丸，每服六七十丸，白湯下。

黑丸子　治胃脘疼。

烏梅去核　杏仁去皮尖　巴豆去皮膜心油　砂仁各十四枚　百草霜二錢　半夏二十一枚

右杵爲丸，每服十數粒。

備急丸　治心腹厥痛，食填胸膈。

大黄一錢　巴豆去油，五分　乾薑五分

右蜜丸，每服三五粒。藥下咽便速行心痛。飲湯水下作噦者，有死血在中，桃仁承氣湯下之。

左手脈數熱多，脈澀有死血；右手脈實痰積，脈大必是久病。

心痛方　茱萸湯洗　山梔炒，去殼　黄連炒　滑石各五錢　荔核燒存性，三錢右末之，薑汁蒸餅丸，服。

又方　炒山梔仁爲末，薑湯服，丸亦可。如冷痛加草豆蔻，炒爲末，丸服之。

又方　白术五錢　白芍藥　砂仁　半夏湯泡　當歸各三錢　桃仁　黄連去鬚　神麯炒　陳皮各二錢　吴茱萸一錢半　僵蠶炒　人參　甘草各一錢

右末之，炊餅丸。

氣實心痛：香附一錢　茱萸一錢　山梔去殼，炒焦，六錢

右末，炊餅丸，如椒粒大，以生地黄酒洗净，同生薑煎湯下二十丸。别用蓽茇半兩爲末，醋調捏成團子吞之。

又方　桂枝、麻黄、石鹼，等分爲末，薑汁浸，炊餅爲丸，用熱辣薑湯下十五丸，多治飲痛。

又方　黄荆子炒焦爲末，米飲調下。

又方　蛤粉、香附末，以川芎、山梔煎湯，入薑汁調，令熱辣服之。

又方　半夏切碎，香油炒爲末，薑汁炊餅丸，薑湯下二十丸。亦治吼喘。

凡治氣痛，一身腔子裏痛，皆須用些少木香於藥中，方得開通。

草豆蔻丸 客寒犯胃痛者宜此，熱亦可，止可一二服。

草豆蔻麵裹煨，一錢四分 吴茱萸洗焙 益智仁 人參 黄芪 白僵蠶 橘皮各八分 生甘草 炙甘草 當歸身 青皮各六分 片薑黄 神麯炒 柴胡各四分 半夏湯泡 澤瀉各一錢 麥芽炒，一錢半 桃仁七枚，湯泡，去皮尖

右除桃仁另研如泥外，餘爲細末，同和匀，湯浸蒸餅爲丸，如梧桐子大，每服五七十丸，食遠，白湯下。看病勢斟酌用之。小便多，澤瀉減半，柴胡詳脅下痛多少用。草豆蔻丸治氣羸弱人心痛，甚妙。

青黛治心熱痛、蟲痛，與薑汁入湯調服，或以藍葉杵汁，與薑汁和服之。如遇無藥去處，用一小瓶貯水，將鹽放刀頭上，火中燒紅淬水中，令患人熱飲之。心痛或用山梔并劫藥，止後復發，用前藥必不效，服玄明粉一服立止。海粉加香附末，同薑汁服，能治心痛，不可入煎藥。内傷發熱不食，胃口作痛者，補中益氣加草豆蔻，熱痛加梔子。心痛氣實者，用單味牡蠣，煅爲粉，酒調二錢服之。有食傷胃口而痛者，當消導之。有瘀血留滯胃口作痛者，用破血藥。心疼或有痰者，以明礬溶開，就丸如芡實大，熱薑汁吞下一丸。

一人脈澀，心脾常疼，白术、半夏、蒼术、枳實、神麯、香附、茯苓、台芎，右末之，神麯糊丸服。

一人心痛、疝痛，炒山梔、香附各一兩，蒼术、神麯、麥芽各五錢，半夏七錢，烏梅、石碱各三錢，桂枝一錢五分，右末之，薑汁、炊餅爲丸，每服百丸，薑湯下。冬去桂枝。

一人飲熱酒食物，梗塞胸痛，有死血，用白术、貝母、麥芽、香附、瓜蔞、桃仁、杏仁、牡丹皮、生甘草、葛根、山梔、黄芩、紅花、蓽澄茄，右爲末，或丸或散，任意服。其餘治法詳見《醫要》。

腰痛第四十四

腎虚，瘀血，濕熱，痰積，閃挫。腰痛之脈必弦而沉。弦者爲虚，沉者爲滯。若脈大者，腎虚；澀者，是瘀血；緩者，是濕；滑與伏者，是痰。

腎虚者，用杜仲、龜版、黄柏、知母、枸杞、五味，一加補骨脂、猪脊髓，丸服。瘀血作痛者，宜行血順氣，補陰丸加桃仁、紅花之類。更刺委中穴出血，以其血滯於下也。濕熱作痛者，宜燥濕行氣，用蒼术、杜仲、川芎、黄柏之類，宜子和煨腎散。因痰作痛者，二陳加南星，佐以快氣藥，使痰隨氣運。閃挫諸實痛者，當歸承氣等下之。腎着爲病，腰冷如水，身重不渴，小便自利，飲食如故，腹重如有物在腰，治宜流濕，兼用温暖藥以散之。寒濕作痛者，摩腰膏治之。腰痛不能立者，針人中穴。久患腰痛，必官桂以開之方止。股痛、脅痛亦可用。諸痛勿用參補氣，氣不通則愈痛。凡諸痛多屬火，不可峻用寒凉藥，以温散之可也。濕痰腰痛作泄，龜版炙一兩，樗皮炒、蒼术、滑石各五錢，炒芍、香附各四錢，右粥丸。如内傷，白术山楂湯下。腰腿濕痛，酒炙龜版、酒炙柏各五錢，青皮三錢，生甘草一錢半。右末之，擣薑一片，入藥末二錢重，研細，以蒼耳汁調，蕩起令沸服之。腰脚濕痛，龜版末二兩酒炙，酒炙柏、蒼耳、蒼术、威靈酒洗各一兩，扁柏半兩。右末之，以黑豆汁煎四物湯、陳皮、甘草、生薑，去渣，調服前藥二錢。

摩腰膏 治老人虚人腰痛〔一〕，并治白帶。

烏附 南星各二錢半 雄黄〔二〕 朱〔三〕砂各一錢 樟腦 丁香 乾薑 吴茱各錢半 麝五粒

右爲末，蜜丸如龍眼大，每一丸，薑汁化開，如粥厚，火烘熱，放掌中摩腰上，候藥盡粘腰上爲度，烘綿衣縛定，腰熱如火，間二日用一丸。

治濕熱腰腿疼痛，兩脅搐急，露卧濕地，不能轉側，蒼术湯。蒼术、黄柏、柴胡、防風、附子、杜仲、川芎、肉桂，作湯服之。若寒濕氣客身，體沉重腫痛，面色痿黄，加麻黄。

一人年六十，因墜馬，腰疼不可忍，六脈散大，重取則弦，小而長稍堅，此有惡血，未可逐之，且以補接爲先，以蘇木煎參、歸、芎、陳皮、甘草服之。半月

〔一〕「痛」：原脱，據明刻本補。
〔二〕「黄」：原脱，據《丹溪心法·腰痛七十三》補。
〔三〕「朱」：原脱，據《丹溪心法·腰痛七十三》補。

後，脈漸斂，食漸進，遂以前藥調下自然銅等藥，一旦而安。治腰痛并筋骨冷痛，當歸、赤芍藥、羌活、酒炒黄柏、酒炒杜仲各一錢，白术、川芎、木香、檳榔、防風、白芷、蒼术、八角茴香各半錢，甘草三分，作湯，調乳香一錢，食前服。外用摩腰膏亦好。

卷四

脅痛第四十五

肝火盛，木氣實，有痰流注，有死血。

若肝急木氣實，用川芎、蒼朮、青皮，水煎，下龍薈丸。肝火盛，用生薑汁下當歸龍薈丸，此瀉火要藥也。

當歸龍薈丸方 蜜丸，治脅痛行痰；麯丸，降肝火行遲，治雜證。

當歸　草龍膽　山梔仁　黄柏　黄芩　黄連各一兩　大黄　蘆薈各半兩　木香一錢半　麝香五分

一方有柴胡、青皮各半兩。一方有青黛者，又治濕熱兩脅痛，尤妙。先以琥珀膏貼痛處，又以生薑汁吞此丸，痛甚者，須炒令熱服之。一方入青黛，每服三十丸，薑湯下。

又方**小龍薈丸**　當歸　草龍膽　山梔　黄連　黄芩　柴胡　川芎各半兩　蘆薈三錢

死血用桃仁、紅花、川芎；痰流注者，用二陳湯加南星、川芎、蒼术，實用控涎丹下痰。

肝苦急，已見《醫要》。急食辛以散之，撫芎、蒼术。脅痛甚者，用生薑汁下龍薈丸，肝火盛故也。咳嗽脅痛者，已見《醫要》。二陳加南星、香附、青皮、青黛、薑汁。

左金丸〔一〕　治肝火。

黄芩六兩　茱萸五錢

又方**推氣散**　治右脅痛甚不可忍。

〔一〕「左金丸」：《丹溪心法·火六》亦有「左金丸」，方由黄連六兩、吴茱萸一兩或半兩組成。

片薑黄　炒枳殼　炒桂心各半兩　炙甘草三錢

右末，每服二錢，酒服下。

控涎丹治一身氣痛及脅走痛，痰挾死血，加桃仁泥丸。治心脅痛，乾薑微炒、芫花醋炒，各等分，蜜丸，每服十二丸，大效。氣弱人，脅下痛，脈細緊或弦，多從勞役怒氣得之，八物湯。人參、白术、白茯苓、甘草、當歸、熟地黄、川芎、白芍藥，加木香、官桂、青皮。

脅痛，大便秘實，脈實者，**木香檳榔丸：**

木香五錢　青皮二錢　陳皮二錢　枳殼一錢　檳榔二錢　川連二錢　黄柏四錢　大黄四錢　香附一錢　牽牛頭末八錢

右爲末，滴水爲丸，如桐子大，每服六七十丸，空心薑湯下。

濕熱腰腿疼痛，兩脅搐急，露卧濕地，不能轉側，蒼术湯。方見「腰痛」條下。

一人脅下痰氣攻痛，以控涎丹下。如麵之狀，用白芥子下痰，辛以散痛。

一人胸右一點刺痛虚腫，自覺内熱攻外，口覺流涎不止，恐成肺癰。貝母、瓜蔞、南星去涎，紫蘇梗瀉肺氣，芩、連薑炒、陳皮、茯苓導而下行，香附、枳殼寬膈痛，皂角刺解結痛，桔梗浮上。不食加白术。凡吐水飲，不用瓜蔞，恐泥，用蒼术之類。

一人左脅應胸氣痛。瓜蔞一兩，貝母一兩，南星一兩，當歸五錢，桃仁五錢，川芎五錢，柴胡五錢，黄連炒五錢，黄芩炒五錢，山梔炒五錢，香附五錢炒，薑黄五錢炒，蘆薈三錢，青皮三錢，陳皮三錢，青黛一錢五分，草龍膽炒五錢。心胸腹脅疼痛，二陳湯加人參、白术，并諸香藥，治效。有瘀血，當用破血行氣藥，留尖桃仁、香附之類。火盛當伐肝，肝苦急，宜食辛以散之，或小柴胡湯亦可治。木走土中，脅痛嘔吐，乃風邪羈絆於脾胃之間也。用二陳湯加天麻、白芍藥、炒麯、枳殼、香附、白术、砂仁。多怒之人，腹脅時常作痛者，小柴胡加川芎、芍藥、青皮之類。痛甚者，就以煎藥送下當歸龍薈丸，其效甚速。

一人脾疼帶脅痛，口微乾，問已多年，時尚秋熱，以二陳加甘葛、川芎、青皮、木通，煎下龍薈丸。

一人元氣虚乏，兩脅微痛，補中益氣加白芍、龍膽、青皮、枳殼、香附、川芎。

一人脅疼，每日至晚發熱，乃陰虚也，用小柴胡湯合四物湯，加龍膽、青皮、甘葛。陰虚甚，加黄柏、知母。

腹痛第四十六

有寒，有熱，死血，食積，濕痰。

清痰多作腹痛，大法用台芎、蒼术、香附、白芷爲末，薑汁入熱湯調服。痰因氣滯而阻隘道路，氣不通而痛者，宜導痰解鬱。氣用氣藥，木香、檳榔、枳殼、香附之類。血用血藥，川芎、當歸、紅花、桃仁之類。在上者，多屬食，宜温散之，如乾薑、蒼术、川芍、白芷、香附、薑汁之類。寒痛者，理中湯、建中湯。一云：小建中加薑、桂、台芎、蒼术、白芷、香附，嘔加丁香。熱痛者，二陳加芩、連、梔，甚者加乾薑。一云：調胃承氣加木香、檳榔。醉飽有欲，小腹脹痛，用當歸、芍藥、川芎、柴胡、青皮、吴茱萸、生甘草、桃仁，煎服之。如胸滿及食少，加茯苓、半夏、陳皮。治酒積腹痛，寬氣要緊，三棱、莪术、香附、官桂、蒼术、厚朴、陳皮、甘草、茯苓、木香、檳榔。木實腹痛，手不可近，六脈沉細，實痛甚，有汗，大承氣湯加桂。强壯痛甚，再可加桃仁，再甚加附子。小腹虚寒作痛，小建中湯入方：芍藥六兩，桂枝二兩，甘草二兩，大棗七枚，生薑三兩，膠飴一升。脾濕積黄，心腹疼痛，胃苓湯。胃虚感寒冷，而心腹疼痛，氣弱者，理中湯。腹大痛，脈沉實，附子理中湯合大承氣湯，煎冷服。

一老人心腹大痛，而脈洪大，虚痛昏厥，不食，不勝攻擊者，四君子湯加當歸、麻黄、沉香。

一婦人寡居，經事久不行，腹滿少食，小腹時痛，形弱身熱，用當歸一錢酒浸，熟地黄一錢薑炒，香附一錢，川芎一錢半，白芍藥一錢半，陳皮一錢半，黄柏炒五分，生甘草三錢，知母炒五分，厚朴五分薑製，玄胡索五分，白术二錢，大腹皮三錢，紅花頭火酒浸九個，桃仁研九個。右㕮咀，水煎。脾胃濕而有寒，常虚痛者，理中湯。心腹大痛，寒熱嘔吐，脈沉弦者，大柴胡湯。縮砂治腹中虚痛。

戴云：寒痛者，綿綿痛而無增减者是；時痛時止者，熱也；死血痛者，每痛有處，不行移者是；食積痛者，痛甚欲大便，利後痛减者是；濕痰痛者，凡痛必小便不利。食作痛宜温散，勿大下之，蓋食得寒則凝，得温則化，更兼行氣快氣藥助之，無不可者。或問痰豈能作痛？曰：痰因氣滯而聚，既聚則礙道路，氣不得運，故作痛矣。腹中鳴者，乃火擊動其水也，蓋水欲下流，火欲上炎，相觸而然。亦有臟寒有水而鳴者，宜分三陰部分而治，中脘太陰，臍腹少陰，小腹厥陰。

脾胃不調第四十七

補脾丸　脾虛惡湯藥者，宜以此服之。

白术八兩　蒼术　陳皮　茯苓各四兩

右末之，粥丸服。一有芍藥半兩。

白术丸　治同上。

白术八兩　芍藥四兩

右末之，粥丸服。

大安丸　健脾胃，消飲食。

山楂　白术各二兩　茯苓　神麯炒　半夏各一兩　陳皮　萊菔子炒　連翹各五錢

右末之，炊餅丸。一方無白术，名保和丸。

背項痛第四十八

心膈大痛，腰背攻走大痛，發厥，諸藥不納。大吐者，就吐中以鵝翎探吐之，出痰積一大碗而痛止。

一男子項强，不能回顧，動則微痛，診其脈弦而數實，右手爲甚，作痰熱客太陽經治，以二陳湯加黄芩、羌活、紅花服之，後二日愈。

一男子，忽患背胛縫有一綫疼起，上跨肩至胸前側脅而止，其疼晝夜不歇，不可忍，其脈弦而數，重取大豁，左大於右。夫胛，小腸經也，胸脅，膽也，此必思慮傷心，心上未病而腑先病也，故痛從背胛起，及慮不能决又歸之膽，故痛上胸脅而止，乃小腸火乘膽木，子來乘母，是爲實邪。詢之，果因謀事不遂而病。以人參四錢，木通二錢，煎湯下龍薈丸，數服而愈。

一人脾臂痛，二陳湯加酒浸黄芩、蒼术、羌活，用鳳仙葉搗貼疼處。

臂痛第四十九

是上焦濕横行經絡，治用二陳湯加蒼术、香附、威靈仙、酒芩、南星、白术，右生薑煎服。一方加當歸、羌活，名活絡湯。在左屬風濕，柴胡、芎、歸、羌、獨、半夏、蒼术、香附、甘草；在右屬痰濕，南星、蒼术之類。

痛風第五十 癢附

風熱，風濕，血虚，有痰。

大法用蒼术、南星、芎、歸、白芷、酒芩。在上者，加羌活、威靈仙、桂枝；在下者，加牛膝、防己、木通、黄柏。血虚者，多用芎、歸，佐以桃仁、紅花。風濕，蒼、白术之類，佐以竹瀝、薑汁行氣藥。風熱，羌活、防風之類，佐以行氣藥。痰，以二陳加南星之類。薄桂治痛風，乃無味而薄者，獨此能横行手臂，引領南星、蒼术等至痛處。下行用炒柏，引領南星、蒼术等治。

治上中下痛風方　南星二兩，薑制　台芎一兩　白芷五錢　桃仁五錢　神麯三錢　桂枝三錢，横行手臂　漢防己五錢，下行　草龍膽五錢，下行　蒼术米泔水浸一宿，炒，二兩　黄柏酒炒，一兩　紅花酒洗，一錢　羌活三錢，走通身骨節，一作三兩　威靈仙酒洗去蘆，三錢，上行

右末之，麯糊丸，食前湯下百粒。

張子元氣血兩虚，有痰便濁，陰火痛風方：

人參一兩　白术二兩　熟地黄二兩　山藥一兩　海石好者一兩　川黄柏炒黑色，二兩　鎖陽五錢　南星一兩　敗龜版酒炙，二兩　乾薑燒灰，五錢，取其不走

右爲末，粥丸服之。

痛風方　糯米一盞，黄躑躅根一把，黑豆半盞，右件用酒水各一碗煮，徐徐服之。大吐大瀉，一服住，便能行動。

控涎丹治一身及脅走痛，痰挾死血，加桃仁泥丸〔一〕。痰帶濕熱者，先以舟車丸，或導水神芎丸下，後服趁痛散。

入方　乳香　没藥　桃仁　紅花　當歸　地黄酒炒　五靈脂酒浸　牛膝　羌活　香附便浸　生甘草　痰熱加酒芩、酒柏。

右爲末，酒調二錢。

二妙散　治筋骨疼痛，因熱因濕者。有氣加氣藥，血虚加補血藥，痛甚者須以生薑自然汁，熱辣服之。

黄柏炒　蒼术炒製去皮，爲末，生薑研入湯

右二味煎沸服，二物皆有雄壯之氣，表實者少酒佐之。

龍虎丹　治走注疼痛，或麻木不遂，或半身痛。

蒼术一兩　白芷一兩　草烏一兩，三味共爲粗末，水拌濕，盦器内發熱過，再入後藥

乳香二錢　没藥二錢　當歸五錢　牛膝五錢

〔一〕「控涎丹……桃仁泥丸」：此句見前「脅痛第四十五」，此處疑衍。

右俱作末，酒糊丸，如彈子大，温酒化下。

八珍丸　治一切痛風、脚氣、頭風。

乳香三錢　没藥三錢　代赭石三錢　穿山甲三錢，生用　川烏一兩，不去皮尖，生用　草烏五錢，不去皮尖，生用　羌活五錢　全蝎二十一個，頭尾足全者

右末之，醋糊丸桐子大，每服十一丸。

治痛風走注痛，黄柏二錢酒炒，蒼术二錢酒炒，右作一服煎就，調威靈仙末爲君，羊角灰爲臣，蒼耳爲佐，芥子爲使，用薑一片，入藥末一錢，擂細，以前藥再温服。

飲酒濕疼痛風，黄柏酒炒五分，威靈仙末酒炒五分，蒼术二錢炒，陳皮一錢，芍藥一錢，甘草三錢，羌活二錢。右爲末服。

痢後脚軟骨疼，或膝腫者，此亡陰也，宜芎、歸、地黄等補藥治之。氣虚加參、芪；挾風濕加羌、防、白术之類。若作風治，反燥其陰。

氣實表實骨節痛方　滑石六錢　甘草一錢　香附三錢　片芩三錢

右爲末，薑汁糊爲丸。

治食積肩腿痛，酒版一兩，酒柏葉〔一〕五錢，香附五錢，辣芥子，凌霄花〔二〕，酒糊丸，四物加陳皮甘草湯下。

治肢節腫痛，痛屬火，腫屬濕，此濕熱爲病，兼之外受風寒而發動於經絡之中，濕熱流注肢節之間而無已也。

蒼术五分　麻黄一錢，去根節　防風五分　荆芥穗五分　羌活五分　獨活五分　白芷五分　歸鬚三分　赤芍一錢　威靈仙五分　片芩五分　枳實五分　桔梗五分　葛根五分　川芎五分　甘草三分　升麻三分

右煎服。病在下，加酒炒黄柏；婦人加酒紅花；腫多加檳榔、大腹皮、澤瀉，食前服。更加没藥一錢尤妙，定痛故也。

通身疼痛或風濕：

威靈仙一錢　赤芍藥一錢　麻黄去節，一錢　羌活　獨活　歸鬚　芎藭　防風　白

〔一〕「酒柏葉」：原作「酒霄葉」，據《證治準繩·類方》改。
〔二〕「凌霄花」：原作「凌柏花」，據《證治準繩·類方》改。

芷　木香以上各一錢半　蒼术一錢　桃仁七個　甘草三分

右煎服。

肢節煩疼，肩背沉重，胸膈不利，及遍身疼痛，下注於足脛腫痛，當歸拈痛湯。

一男子，年三十六，業農而貧，秋深忽渾身發熱，兩臂膊及腕，兩足及胯皆痛如鍛，日輕夜重。醫加風藥則愈痛，血藥則不效，以待死而已，兩手脈皆澀而數，右甚於左，其飲食如平日，因痛而形瘦如削。用蒼术一錢半，生附一片，生甘草二錢，麻黄五分，桃仁九個研，酒黄柏一錢半。右作一帖煎，入薑汁些少，令辣，服至四帖後去附子，加牛膝一錢重，八帖後氣上喘促不得睡，痛却減意，其血虚必服麻黄過劑，陽虚袪發動而上奔，當補血而鎮之，遂以四物湯減芎，加人參五錢、五味子十二粒，以其味酸，收斂逆上之氣，作一帖服，至二帖喘定而安。後三日，脈之數減大半，澀如舊，問其痛，則曰不減，然呻吟之聲却無，察其氣似無力，自謂不弱，遂以四物湯加牛膝、白术、人參、桃仁、陳皮、甘草、檳榔、生薑三片，煎服，至五十帖而安。復因舉重痛復作，飲食亦少，亦以此藥加黄芪三錢，又十帖方全愈。

大率痛風，因血受熱。一老人性急作勞，兩腿痛甚；一婦性急味厚，病痛風數月。一少年患痢，服澀藥效，致痛風。俱見《醫要》。一人足跟痛，有痰，有血熱，治用四物湯加黄柏、知母、牛膝之類。身虚癢痛，四物加黄芩煎，調莩末服。

凡治痛風，分在上在下者治。因於風者，小續命湯極驗。因於濕者，蒼术、白术之類，佐以行氣藥。因於痰者，二陳湯加減用之。

諸癢爲虚，蓋血不榮肌腠，所以癢也。當以滋補藥，以養陰血，血和肌腠，癢自不作矣。

傷食第五十一

惡食者，胸中有物，導痰補脾，二陳湯加白术、山楂、川芎、蒼术。飲食所傷，强胃消食，氣虚者，枳术丸。因酒爲病，或嘔吐，或腹脹，用葛花解醒湯。飲食多傷，爲痞滿不食，寬中進食丸。

一人因酒肉多發熱，青黛、瓜蔞仁、薑汁，右三味搗，每日以數匙入口中，三日愈。

一人因吃麵，内傷吐血，熱頭疼，以白术一錢半，白芍藥一錢，陳皮一錢，蒼术一錢，茯苓五分，黄連五分，黄芩五分，人參五分，甘草五分。右作一服，薑三片煎。如口渴，加乾葛二錢。再調理：白术一錢半，牛膝一錢半，陳皮一錢半，人參一錢，白芍藥一錢，甘草二分，茯苓五分。又復調胃，白术二錢，白芍藥一錢半，人參一錢，當歸一錢，陳皮炒一錢，黄芩五分，柴胡三分，升麻二分，甘草些少。

一人因吃麵，遍身疼發熱，咳嗽有痰，用蒼术一錢半，陳皮一錢，半夏一錢，羌活五分，茯苓五分，防風五分，黄芩五分，川芎五分，甘草二分。右作一服，薑三片，煎，半飢半飽時服。

一人老年，嘔吐痰飲，胸大滿，寒熱，因傷食起，半夏、陳皮、茯苓導飲，白术補脾，柴胡、生甘草、黄芩退寒熱，加蒼术散表寒，縮砂仁定嘔下氣。傷食藥：棠球三兩，半夏一兩，茯苓一兩，連翹五錢，陳皮五錢，萊菔子五錢。右粥丸服。

痞第五十二

心下滿而不痛，謂之痞。

食積兼濕，心下痞，須用枳實、黃連。痞挾痰成窠囊，用桃仁、紅花、香附、大黃之類。食已，心下痞，橘皮枳术丸。

治痞滿方 黃芩酒浸，一兩 黃柏酒浸，一兩 滑石五錢 甘草二錢

右末之，水丸，午後至夜，不食不睡。

治痞：

枳术丸 白术二兩 枳實一兩 半夏一兩 神麯一兩 麥芽一兩 山楂一兩 薑黃五錢 陳皮五錢 木香二錢半

右末之，荷葉飯丸。

又**枳术丸** 助胃消食，寬中去痞滿。白术四兩，枳實二兩，末之，荷葉燒飯爲丸。

大消痞丸 黃連炒，六錢 黃芩六錢 薑黃一兩 白术一兩 人參 陳皮各二錢 澤瀉二錢 甘草炙 砂仁各一錢 乾生薑一錢 神麯炒，一錢 枳實炒，一錢 半夏四錢 厚朴三錢 猪苓一錢半

右末之，蒸餅爲丸。

飲食多傷，爲久滿不食，用寬中進食丸。心下痞，用消痞丸。食已不餓，皆屬於

寒，此戊土已衰，不能腐熟水穀所致，用丁香爛飯丸。憂鬱傷脾，不思飲食，炒黄連、酒芍藥、生莎末、青六末〔一〕，用薑汁、餅丸。濕痰氣滯，不喜穀，三補丸加蒼术，倍香附。

回令丸 瀉肝火行濕，爲熱甚之反佐，開痞結，治肝邪，補脾。

黄連六兩 吴茱萸一兩

右末之，粥丸。

一人内多食積，心腹常膨脹：

南星薑製，一兩 半夏瓜蔞製，一兩半，其法以瓜蔞仁研和潤之 香附便浸，一兩 青礞石硝煅，一兩 蘿蔔子蒸，五錢 橘紅五錢 麝香少許

右末之，麯糊丸。

一飲酒人，胃大滿，發熱，夜譫語，類傷寒，右脈不如左大，補中益氣湯去芪、柴胡、升麻，加半夏。以芪補氣作滿，柴胡、升麻又昇，故去之。服後病愈，因食凉

〔一〕「生莎末、青六末」：《古今醫統大全》卷二十三《脾胃門》作「香附、青緑豆」。

物心痛，於前藥加草豆蔻數粒。

一婦人痞結，膨脹不通，坐卧不安，用麥芽末酒調服，良久自通。

噯氣第五十三

胃中有火，有痰。

入方　南星、半夏、香附、軟石膏，或湯或丸服之。一方，炒山梔。

噫氣吞酸，此係食鬱有熱，火氣上衝動，以黄芩爲君，南星、半夏爲臣，橘紅爲佐，熱多加青黛。

吞酸第五十四

濕熱鬱積於肝之久，不能自涌而出，伏於肺胃之間，必用糲食菜蔬以自養，必用茱萸順其性而折之，反佐法也。

咽酸方　茱萸五錢，去梗煮少時，浸半日，曬乾用　陳皮五錢　蒼术七錢半，泔浸　黄連一兩，陳壁土炒，去土　黄芩五錢，陳壁土炒，去土

右爲末，神麯糊爲丸。

治吞酸，用黄連、茱萸各炒，隨時令造爲佐使，蒼术、茯芩爲輔助，湯浸蒸餅爲小丸吞之，仍菜蔬自養則病易安。茱萸丸，治濕熱之帶氣者，濕熱甚者，用爲向導。上可治吞酸，下可治自利。六一散一料，吴茱萸一兩，煮過。一方去茱萸，加乾薑一兩，名温清丸。又方，六一散七錢，茱萸三錢，消痰。

一人數年嘔吐酸水，時作時止，便澀腸鳴，白术、枳實、茱萸、蒼术、縮砂、陳皮、茯苓、香附、貝母、生甘草、白豆蔻、滑石。右煎服。

嘈雜第五十五

痰因火動，有食，有熱。

梔子炒并薑炒黄連不可無。食脘有熱，炒山梔、黄芩爲君，南星、半夏、陳皮、

甘草爲佐，熱多者，加青黛。肥人嘈雜，宜二陳加蒼、白术、梔、芎。心腹中脘水冷氣，心下嘈雜，腸鳴多唾，清水自出，脅肋急脹痛，不飲食，其脈弦遲細，半夏温肺湯。

細辛　陳皮　半夏　桂心　旋覆花　甘草　桔梗以上各五錢　赤茯苓三錢　芍藥五錢　生薑七片

右作胃氣虚冷主治。

勞瘵第五十六

此陰虚之極，痰與血病，多有蟲者。虚勞身瘦屬火，因火燒爍故也。肉脱甚者，難治；不受補者，亦難治。

治法以大補爲主，四物湯加竹瀝、童便、薑汁。一加炒柏。陽虚者，四君子加麥冬、五味、陳皮、炒柏、竹瀝、童便、薑汁。虚勞即積熱做成，始健可用子和法，後羸憊四物加減，送消積丸。熱助氣，不做陽虚，蒸蒸發熱，積病最多。

調鼎方紫河車丸，治傳屍勞瘵。青蒿煎治勞瘵。二方俱見《醫要》。傳屍勞瘵，寒熱交攻，久嗽咯血，日見羸瘦，先以三拗湯，次以連心散。

一男子勞弱，潮熱往來，咳嗽痰血，日輕夜重，形容枯瘦，飲食不美，腎臟虛甚，參、芪、白术、鱉甲各一錢，當歸、五味、炒芩、炒柏、軟柴、地骨、秦艽、炒連、茯苓、半夏各五分，麥冬七分半，薑煎服，就送下三補丸。

一婦人勞瘵，四物加參、芪、柴胡、黄芩、鱉甲、地骨、甘葛、五味、甘草，水煎服。

虛勞大熱之人，服芩、連寒藥不得者，用參、芪、歸、术、柴胡、地骨、麥冬、五味、秦艽、芍藥、青蒿、半夏、甘草、胡連。右用生薑、烏梅煎服。

一人年三十五，患虛損，朝寒暮熱，四君子湯加軟柴胡、黄芩、當歸、芍藥、川芎、地骨皮、秦艽。

一人氣血兩虛，骨蒸寒熱交作，大便如常，脈細數，少食，八物湯加柴胡、知母、黄柏。

諸虛第五十七

大補丸 去腎經火，燥下焦濕，治筋骨軟。氣虛補氣藥下，血虛補血藥下。

黄柏酒炒褐色，爲末

水糊丸服。

五補湯 補心、肝、脾、肺、腎。

蓮肉去心 乾山藥蒸 枸杞子 鎖陽酒洗，等分

右末之，加酥油少許，白湯點服。

沉香百補丸 熟地六兩，酒洗 黄柏酒炒 知母酒炒 人參各二兩 杜仲炒 當歸各三兩 菟絲四兩，酒浸 沉香一兩

右末之，蜜丸，鹽湯下。

下焦補藥，**龍虎丸**〔一〕大效。

上甲醋炙，六兩　蘗苗酒蒸，焙乾，二兩　側柏二兩　黄柏酒炒，半斤　知母鹽、酒炒，二兩　熟地黄二兩　芍藥二兩　鎖陽酒搗，五錢　當歸酒浸，五錢　陳皮去白，二兩　虎骨酒浸，酥炙，一兩　龜版酒浸，酥炙，四兩

右爲末，酒煮羊肉爲丸。冬月加乾薑。

補腎丸　治酒色瘻厥之重者。湯使與大補丸同。冬月依本方，春夏去乾薑。

乾薑一錢　黄柏炒，一兩半　龜版酒炙，一兩半　牛膝一兩，酒焙　陳皮半兩，去穰

右末之，薑糊丸，酒糊丸亦可，服八九十丸。

補天丸　氣血兩虚甚者，以此補之，與補腎丸并行。虚勞發熱者，又當以骨蒸藥佐之。其方以紫河車洗净，以布拭乾，同補腎丸搗細，焙乾研末，酒米糊丸。夏加五味子半兩。

虎潛丸　治瘻與補腎丸同。

〔一〕「龍虎丸」：《丹溪心法·補損五十一》此方中無上甲、蘗苗、側柏三味，疑衍。

黄柏酒炒，半斤　龜版酥炙，四兩　知母酒炒，三兩　熟地黄二兩　陳皮二兩　白芍藥二兩　鎖陽一兩半　虎骨炙，一兩　乾薑半兩

右爲末，酒糊丸，或粥丸。一方加金箔十片，一方加生地黄，懶言語加山藥。

補血丸　炒黄柏　酒炒知母　酥炙敗龜版各等分　乾薑三分之一

右末之，酒糊爲丸。

補虚丸　參　术　山藥　杞子　鎖陽

爲末，糊丸。

補陰丸　側柏二兩　黄柏二兩　山藥二兩　龜版酒炙，三兩　黄連半兩　苦參三兩

右末之，冬加乾薑，夏加縮砂，以地黄膏爲丸。

又方　下甲二兩　黄柏五錢　牛膝五錢　人參五錢　香附一兩　白芍藥一兩　甘草三錢　縮砂三錢，春不用

右末之，酒糊爲丸。

又方　下甲三兩　黄柏一兩

右地黄細切，酒蒸，擂碎爲丸。

又方　酒版二兩　黄柏七錢半　知母半兩　人參三錢半　川牛膝一兩

右爲末，酒糊丸。

又方　酒版一兩　黄柏半兩　知母三錢　五味子二錢

右末之，酒糊丸。

抑結不散：下甲五兩　側柏一兩半　香附二兩

右末之，薑汁浸地黄膏丸，空心服之。

三補丸　治上焦積熱，泄五臟之火。

黄芩　黄連　黄柏

右爲末，炊餅爲丸。

又方　治酒色過度，傷少陰。

黄柏炒，一兩半　黄連炒，一兩　條芩炒，半兩　龜版酒炙，三兩

右末之，冬加炒黑乾薑三錢，夏加縮砂三錢，五味子半兩。蒸餅爲丸，如桐子大，每服三十丸，食前白湯下。

治陰虚：人參七錢　白术三錢　麥門冬半兩　陳皮一錢

作一服煎湯，吞三補丸。

治體弱肥壯，血虚脈大：

龜版三兩　**側柏**酒蒸，七錢半　**生地黄**一兩半　**白芍藥**炒，一兩　**烏藥葉**酒蒸，七錢半

右末之，以生地黄煮爲膏，擣末爲丸，以白术四錢，香附一錢半，煎湯吞之。益少陰經血，解五臟結氣，此方甚捷。山梔子炒令十分有二分黑，爲末，以薑汁入湯内同煎飲之。

五補丸　**枸杞**五錢　**鎖陽**五錢　**續斷**一兩　**蛇床**微炒，一兩　**兩頭尖**二錢半

右爲細末，酒糊爲丸，淡鹽湯下三十六丸。

鎖陽丸　**龜版**一兩，酒炙　**知母**酒炒，一兩　**黄柏**酒炒，一兩　**虎骨**酒炙，二錢半　**杜仲**薑汁炒，半兩　**鎖陽**酒浸，半兩　**當歸**半兩　**地黄**半兩　**牛膝**酒浸，二錢半　**破故紙**二錢半　**續斷**酒浸，二錢半

諸補命門之藥，須入血藥則能補精，陽生陰長之道故也。陽藥蓋散火多。

補心丸　**朱砂**二錢半　**瓜蔞**半兩　**黄連**三錢　**當歸身尾**三錢半

右末之，猪心血爲丸。

寧心益志丸 人參 茯神 牡蠣 遠志 酸棗仁 益智仁以上各五錢 辰砂二錢半

右末之，棗肉爲丸。

安神丸 朱砂一錢 黄連酒製，一錢半 甘草炙，半錢 生地黄五分 當歸一錢

右爲末，炊餅丸。

男子補益脾胃，腎虚弱：

川附炮，一兩 人參 白术 五味子 當歸 續斷 山茱萸去梗 破故紙 肉蓯蓉酒浸 白芍藥炒 蓮肉各一兩 菟絲子二兩 鹿茸酥炙 沉香 肉桂各二錢

右末之，酒糊丸，空心，鹽湯下。

補陰丸 熟地八兩，酒洗 黄柏四兩，酒洗 當歸酒洗 菟絲子 肉蓯蓉酒洗 知母酒洗 枸杞各三兩 天門冬 龜版酥炙 山藥各二兩 五味一兩半

右末之，用參四兩、芪八兩，熬膏，再用猪腎酒煮，搗爛，同和爲丸。

固本丸 人參 生地 熟地 天冬 麥冬各二兩 黄柏 知母 牛膝 杜仲 龜版 五味 茯神 遠志各一兩

右末之，酒糊丸。脾胃怯加白术，明目加枸杞子。

寒熱第五十八

寒熱病，凡陰虚者難治。久病惡寒，當用解鬱。惡寒，陽虚也，用人參、黄芪之類。甚者少加附子，以行參、芪之氣。背惡寒甚者，脈浮大無力者是陽虚。虚勞，冬月惡寒之甚，氣實者可下，亦宜解表，用柴胡、葛根，用蒼术恐燥。陰虚發熱，四物湯加炒柏，兼氣虚者，加人參、白术、黄芪。陽虚發熱，補中益氣湯。濕痰夜發熱，三補丸加白芍藥。氣虚發熱，參蘇飲。久病陰虚，氣鬱夜熱，酒芍藥一兩二錢，香附一兩，蒼术五錢，片芩三錢，甘草一錢半，蒸餅爲丸服。發熱有休止，或夜發晝止，晝發夜止，或巳午間發，或申未間發，小柴胡加參、术，渴加瓜蔞根。如脈弱，服前藥不减，補中益氣湯倍加參、芪、歸、术，多服自愈。

發熱惡寒宜解表，發熱用柴胡，惡寒用蒼术。氣稍虚，骨蒸發熱，或發寒，大便澀，脈實能食，大便利則熱除，柴胡飲子；氣實表熱能食，脈弦無汗而能睡者，或痰積寒熱，小柴胡湯。

一人六月得患，惡寒，大便結燥，不敢見風，人肥實，起居如常，大承氣湯。

一婦人惡寒，用苦參、赤小豆各一錢，爲末，齏水吐後，用川芎、蒼术、南星、酒芩，酒麯糊丸服之。

一男子年二十三，因飲酒發熱，用青黛、瓜蔞仁，研入薑汁，日飲數匙，三日而愈。

一人天明時發微寒便熱，至晚兩腋汗出，手足熱甚，則胸滿拘急，大便實而能食，似勞怯病者，脈不數，但弦細而沉，詢知因怒氣得者，但用大柴胡湯，惟胸背拘急不除，後用二陳湯加羌活、防風、黄芩、紅花。

進士周本道，年三十餘，得畏寒病，服附子數百而病甚，求治。脈弦而似緩，予以江茶入薑汁、香油些少，吐痰一升許，減綿大半，及與防風通聖散去大黄、芒硝，加地黄，百餘帖而安。周甚喜，予曰：未也，燥熱已多，血傷亦深，須淡食以養胃，内觀以養神，則水可生而火可降。彼方勇於仕進，一切務外，不守禁忌。予曰：若多與補血凉藥，亦可稍安，内外不静，腎水不生，附毒必發。病安之後，官於婺城，巡夜冒寒，非附子不可療，而性怕生薑，只得猪腰子作片煮附子，三帖愈。予曰：可急歸，知其附毒易發，彼以爲迂。半年後，果疽發背而死。

一人年二十餘，九月間發熱頭痛，妄言見鬼，醫與小柴胡湯十餘帖，而熱愈甚。其形肥，脈弦大而數，左大甚，遂作虛治之。以人參、白术爲君，茯苓、芍藥爲臣，黄芪爲佐，加附子一片爲使，與二帖，證不減。或言脈數大，狂熱，又大渴，附子恐誤。予曰：虛甚，誤投寒凉之藥，人肥而左大於右，事急矣，非附子一片行參、术，烏能有急救乎？再與一帖，乃去附子而作大劑，與五十餘帖，得大汗而愈。自又補養兩月，氣體猶未安。

一男子年十九，凡農作不憚勞，忽一日大發熱而渴，恣飲水數碗，次早熱退，目不識人，言謬誤，自言腹肚不能轉側，飲食不進，身轉掉不能，又至二日來告急，脈兩手濇而大，右爲甚。於氣海灸三十壯，用白术二錢、黄芪二錢、熟附一片、陳皮半錢。與十帖不效，反增發微渴，餘證仍在，却進少粥，此氣豁和而血未應也。於前藥去附子，加酒歸以和血，因有熱，加人參一錢半，與三十帖而安。

鄭兄年二十餘，秋初發熱，口渴妄言，病似鬼邪。八日後，兩脈洪數而有力，形肥而白，筋骨稍露，脈搏手，必涼藥所致，此勞倦病，温補自安。已得柴胡七八帖矣，未效，因與黄芪附子湯，冷與飲之。三帖後，微汗得睡，脈亦軟，後又繼之以黄芪白术湯調補，十日安。又加陳皮，與半月復舊。

呂親善飲不固，且好色，年半百，一日大惡寒發戰，渴不多飲，脈大而弱，右關稍實略數，重則澀。蓋酒熱内鬱，由表實而下虚也。以黄芪倍乾葛煎湯與之，盡五六帖，大汗而安。

一婦人虚羸，盗汗，惡寒，用吴茱萸鷄子大，酒三升浸半日，煮服。

面寒面熱第五十九

面寒，是胃熱，寒鬱熱也；面熱，是火起，困鬱而熱也。人有病，面上忽見紅點者，多死。

卷五

咳血第六十

痰盛身熱，多是血虚。入方：青黛、瓜蔞仁、訶子、海石、山梔。右爲末，薑汁蜜丸，噙化。嗽甚者，加杏仁。後以八物湯調理。痰帶血絲出者，用童便、竹瀝。先吐紅，後吐痰，多是陰虚火逆痰上，四物湯起料加痰火藥。先痰嗽，後見紅，多是痰積熱，降痰火爲急。肥人咳嗽，發寒熱，吐血，以瓊玉膏。

一人因憂患病，咳吐血，面黧黑色，藥之十日不效。謂其兄陳狀元曰：此病得之失志而傷腎，必用喜解，乃可愈。即求一足衣食地處之，於是大喜，實時色退，不藥而愈。所以言治病必求其本，雖藥得其所病之氣，宜苟不得其致病之情，則方終不效也。

嘔血第六十一

火載血上，錯經妄行，脈大者，發熱，喉中痛者，是氣虚，用參、芪、蜜炙黄柏、荆芥、生地黄、當歸治之。嘔血用韭汁、童便、薑汁，磨鬱金，同飲。火載血上，錯經妄行，用四物湯加炒山梔、童便、薑汁。山茶花、鬱金末，入童便、薑汁、酒，治吐血。經血逆行，或吐，或唾衄，或血腥，以韭汁服，立效。痰帶血絲出，用童便、竹瀝，後用犀角地黄湯。又方，用韭汁、童便二物，另用鬱金細研，入二物内服之，其血自清。又方，治吐衄血上行，鬱金爲末，薑汁、童便、好酒調服。如無鬱金，則以山茶花代之。吐血挾痰，吐出一碗、兩碗，只補陰降火，四物湯加火劑之類。挾痰者，用血藥則泥而不行，治火即自止。吐血，火病也。或暴吐紫血一兩碗者，無慮，吐出好，此熱傷，血死於中，用四物湯加解毒之類。吐血不止，炒黑乾薑末，童便調服。喉脘痰血，用荆芥散。舌上無故出血如綫，槐花炒研末，乾糁之。胃中清血，非藍實不除。山梔最清胃脘之血。吐血，覺胸中氣塞上便吐紫血者，桃仁承氣湯下之。治吐血，以交趾桂五錢，爲末，冷水調服。痰涎帶出血，此胃口中清血，爲熱蒸而出。重者用山梔，輕者用藍實。治吐血，以童便一分，酒半分，擂柏葉。温散非酒不行。咳嗽吐血，鷄蘇丸或作湯服。血妄行，解毒四物湯。甚者，入炒乾薑數片。吐血，用童便調香附末或白芨末服之。吐血咳嗽，紅花、杏仁去皮尖、枇杷葉薑炙去毛、紫菀茸、鹿茸、炙桑白皮、木通各一兩，大黄半兩，用蜜丸，噙化。血從上出，皆陽盛陰虚，有昇無降。陽盛陰虚，故血不得下行，因炎上之勢而上出，脈必大而芤。大者發熱，芤者血滯與失血。大法補水抑火，使復其位，四物湯加炒山梔仁、童便、薑汁、鬱金、竹瀝。《大全良方》四生丸甚妙。不咳不唾，血散見口中，從齒縫、舌下來，每用益腎水、瀉相火治之，不旬日愈。一壯年患嗽。已見《醫要》。

咯血第六十二

用薑汁、童便、青黛入血藥中用，如四物湯、地黄膏、牛膝膏之類。傳屍、勞瘵，寒熱交攻，久嗽咯血，日見羸瘦，先以三拗湯與蓮心散煎，萬不失一。又治咯血，用黑豆、陳皮、甘草煎服。

衄血第六十三

大抵與吐血同。大概是血被熱氣所逼，而隨氣上行，以散氣退熱爲主，凉血行血爲主。入方：以犀角地黄湯入鬱金同用，犀角、赤芍藥、牡丹皮、生地黄。如無犀角，升麻代之。經血錯行，或血腥，或吐血唾血，用韭葉汁服之，立效。大凡用犀角能解毒。衄血不止，以養胃湯煎服，一帖見效。鼻衄嘔血，及傷寒强發少陰汗者，犀角地黄湯加黄芩。内傷病似傷寒證，汗下後，衄血大出不止，真武湯。若煩躁吸水，脈沉細而微，足冷，面晄白紅色，此陽脱陰虚。

溺血第六十四

屬熱，血虚。

溺血屬熱，炒山栀煎服，或小薊、琥珀。有血虚者，四物湯加牛膝膏。尿血，實者可下，當歸承氣湯下之，後以四物湯加炒山栀服之。婦女無故尿血，龍骨一兩，酒調方寸匕。大抵溲血、淋血、便血三者，雖以前後陰所出之不同，然於受病則一也，故治法分標本亦一也。其散血止血無殊於數十品之間，惟引導佐使，各得其鄉者，爲少異耳。

下血第六十五

有熱，有虚。

治血不可純用寒凉藥，當寒因熱用，必於寒凉藥中用辛味昇温之藥，如酒浸炒凉藥、酒煮黄連丸之類。有熱，四物湯加炒山栀、升麻、秦艽、膠珠。大腸濕熱下血，久屬虚，當温散，四物湯加炮乾薑、升麻。又方，用白芷、五倍子末，飯丸。又方，乾柿燒灰存性，米飲下二三錢。積熱便血，蒼术一兩半，陳皮一兩半，黄連、黄柏、條芩，以上各七錢半，連翹五錢。右末之，以生地黄膏六兩，搜丸。又方，蒼术、地黄，右同擂碎爲細末，以飯爲丸。忌鐵器。

治便血過多，四物湯加猬皮。又方，茄蒂燒灰存性，山梔炒研末，飯丸，每服百丸，米湯清早下。便血人，久遠傷血致虚，并麻風，面生癬瘡，龜版、升麻、香附，以上各五錢，白芍藥一兩半，側柏一兩，椿根皮七錢半。右末之，以粥爲丸，用四物湯加白术、黄連、甘草、陳皮等，煎湯下之。脈緩大，口渴便血，月經紫色，勞傷而挾濕者，白术五錢，地黄三錢，黄柏炒三錢，白芍藥、香附、地榆，以上各二錢，黄芩一錢。右末之，炊餅丸。治大便下血效甚，《宣明方》地榆散。陽虚陰乏之人，久年便血，不時面帶黄柏皮色者，理中湯加附子、百草霜，爲丸服。

戴云：咳血者，嗽出痰内有血者是也；嘔血者，嘔全血也；咯血者，每咯出皆是血疙瘩也；衄血者，鼻中出血也；溺血者，小便出血也；下血者，大便出血也。雖有名色之分，俱是熱證，但有虚實、新舊不同，或妄言寒者，誤也。

腸風第六十六

獨在胃與大腸出。多用黄芩、秦艽、槐角、升麻、青黛。有兼風者，蒼术、秦艽、芍藥、香附。

腸風方　蒼术　滑石　當歸　生地　黄芩　甘草。定腸痛多用之。

一方　大黄煨過，三錢　當歸半兩　桃仁三錢，去皮尖　猬皮一兩，炙　黄連一兩，炒　秦艽一兩　槐角子一兩　檳榔半兩　皂角仁五錢　黄柏　荆芥穗以上各五錢，炒　枳殼五錢

右爲末，糊丸如梧桐子大，每服五十粒，食前白湯下。鮮血下者，加椶毛灰、蓬房灰。右專治臟毒下血。

腸澼下血，濕熱兩感，起居不節，爲飧泄腸澼，凉血地黄湯。濕毒下血，當歸和血散。腸風脱落，車局鳩〔一〕五七個，火焙乾爲末，醋調刷上。

痔漏第六十七

專以凉血爲主。

〔一〕「車局鳩」：《丹溪心法·腸風臟毒二十五》作「車荷鳴」。

漏瘡，先服大劑補藥以生氣血，參、芪、歸、术、芎爲主。外以附子末，津和作餅如錢厚，安患處灸之，只令微熱，不可令痛，乾則易之。再以乾者研末，如前作餅灸之，困倦且止，次日再灸，直至肉平爲效。仍用前補氣血藥煎膏藥貼，或用附子片灸亦可。肢體上癰疽瘡癤，久不收口者，亦宜用此法。

痔瘡大法，用條芩凉大腸，人參、黄連、生地、槐角凉血生血，芎歸和血，枳殼寬腸，升麻昇舉，外用五倍、朴硝、桑寄生、蓮蓬，煎湯熏洗。腫者，用木鱉子、五倍子，爲末敷。一方，黄連一兩煎膏，更加等分芒硝，冰片一錢加入，痔瘡敷上即消。原有痔漏，就肛門又生一塊，皮厚腫作膿，就在痔孔出，作食積注下治之。黄連、阿魏、神麯、山楂、桃仁、連翹、槐角、犀角，作丸服之。痔頭向上，是大腸熱甚收縮而上，四物湯解毒，加枳殼、白术、槐角、秦艽洗，用荆芥、朴硝、桑寄生，定痛，去風，解毒，凉大腸熱。如腫，加五倍子、木鱉子。

痔漏，凉大腸血，寬大腸，枳殼去穰，入巴豆鐵綫纏，煮透去巴豆，入藥用。丸子搗爛用，煎藥曬乾用。一方，漏瘡，川芎五錢，細辛、白芷，以上各二錢半。右爲末，每日作湯服之。病在下則食前服，病在上則食後服。看瘡大小，取隔年黄麻根，刮去皮，捻成繩子入孔中，至不可入則止，日淺。瘡外膏藥貼之。

一人肛門生痔後不收口，有針竅三孔，勞力有膿，黄芪、條芩、連翹、秦艽，右末之，麯丸。

治痔方　雄膽、片腦，和匀貼之。

治翻花痔，用荆芥、防風、朴硝，煎湯洗之，次用木鱉子、鬱金研末，入龍腦些少，水調敷。

又方　用大蒜一片，以頭垢捻成餅子，先安頭垢餅於痔頭上，外安蒜片，艾灸之。

取朽骨久疽，及痔漏中有孔者，取烏骨鷄脛骨，以上等砒霜實之，鹽泥固濟，火煅通紅，取出，地上出火毒，去泥，以骨研細爲末，飯丸如粟大，以紙捻送入竅内，更以膏藥貼之。

夢遺第六十八

專主乎熱。

脱精、帶下，與夢遺同法。青黛、海石、黄柏。内傷氣血，不能固守，以八物加減，吞椿根丸。思想而得，其病在心，宜安神帶補。寒則堅凝，熱則流通，故遺精專主乎熱。用炒柏、蛤粉、青黛，夢遺加知母。夢遺帶便濁，時作時止者，心虚也，真珠粉丸和局方定志丸。

一方**補腎丸**　陳皮半兩　黄柏炒，一兩半　牛膝一兩　敗龜版酒炙，一兩半　乾薑二錢，春夏不用

右末之，薑汁糊爲丸。

勞心大過者。鄭叔魯，年二十餘，攻舉業，夜讀書，每四鼓猶未已，忽發病卧間，但陰着物，便夢交接脱精，懸空則無夢，飲食日減，倦怠少氣。蓋以用心太過，二火俱起，夜不得眠，血不歸腎，腎水不足，火乘陰虚，入客下焦，鼓其精房，則精不得聚藏而欲走，故於睡卧之間，因陰着物，由厥氣客之，遂作接内之夢。於是上補心安神，中調脾胃，昇舉其陽，下用益精、生陰、固陽之劑，不三月而病安矣。

有陰邪所着者。蔣右丞子，每夜有夢，招予視之，連二日診脈，觀其動止，終不舉頭，但俯視不正當人，此蓋陰邪相感。叩之，不肯言其所交之鬼狀，因問隨出入之

僕，乃言一日至廟中，見一塑侍女，以手於其身摩之，三五日遂聞病此。於是即令人入廟，毁其像，小腹中泥土皆濕，其病即安。

精滑第六十九

專主乎濕熱。

炒黄柏堅腎，知母降火，牡蠣、蛤粉燥濕。

一方　治精滑，良薑三錢，芍藥、黄柏各二錢，燒灰存性，椿根白皮一兩半，爲末糊丸，每服三十丸。

濁第七十

主濕熱。雖有赤白之異，終無寒熱之分。河間云：天氣熱，水則混濁，寒則澄澈清冷。由此觀之，濁之爲病，濕熱明矣。赤濁屬血與熱，白濁屬氣與痰。赤由小腸，屬火故也；白由大腸，屬金故也。小便混濁，熱也。赤者心虚，多因思慮而得。白屬腎虚，過於嗜欲而得。

治法，燥濕降火，珍珠粉丸好。又有昇提之法，甚妙。寒則堅凝，熱則流通，大率皆是濕痰流注，宜燥中宫之濕，用二陳湯加蒼术、白术，燥去其濕。赤者，乃是濕傷血，加白芍藥，仍用珍珠粉丸，加椿根皮、滑石、青黛等，以麯糊作丸。一方加乾薑炒黑色，固而不走。

珍珠粉丸　珍珠二兩　真蛤粉一斤　黄柏一斤，新瓦上炒赤色

右爲末，丸如桐子大，每服百丸，空心〔一〕温酒送下。

脈弦者，是肝病，用青黛以瀉肝。半苓丸治白濁，半夏炒燥濕，茯苓分水。一本作猪苓。白濁久不止，此係火不守耳。炒知母、炒黄柏、附子各等分，右末之，水丸。

虚勞者，用補陰丸，大概不用凉藥、熱藥。若肥白人，必多濕痰，以二陳湯去其

〔一〕「心」：原脱，據《丹溪心法·赤白濁四十四》補。

濕。胃弱者，兼用人參，以柴胡、升麻昇胃中之氣。丸藥用青黛、黄柏炒微褐色、滑石炒、乾薑炒微黑色、蛤粉，右末之爲丸。胃中濕濁氣，下流爲赤白濁，用柴胡、升麻、蒼术、白术，入二陳煎服。丸藥宜用樗根末、蛤粉、乾薑、炒黄柏。專主胃中濁氣下流，滲入膀胱，青黛、蛤粉。

一方　治赤白濁。

黄柏炒黑，一兩　生黄柏二錢半　海石三兩　神麯半兩

右末之，水丸。

有熱者，黄柏、滑石、青黛之類，右爲末，水丸。

燥濕痰方，南星、海石、神麯、半夏，各等分爲丸，青黛爲衣。

張子元氣血兩虚，有痰，痛風時作，陰火間起，小便白濁，或帶下赤白，方在前痛風中。治赤濁，五苓散合妙香散、二冬湯，下定志丸方。遠志去心苗二兩，石菖蒲三兩，人參三兩，白茯苓去皮三兩。右末之，蜜丸如桐子大，朱砂爲衣，每服二十丸，食前米飲湯下，加至三十丸。凡濁氣即是濕痰，入方丸藥，用青黛、樗皮末、蛤粉、滑石、乾薑炒、黄柏炒褐色。右炒神麯糊爲丸。仍用前燥濕痰丸子，亦能治帶下病。

戴氏論云：滑石利竅，黄柏治濕熱，青黛解熱，蛤粉鹹寒入腎，炒乾薑味苦，領肺氣下降，使陰血生，乾薑鹽製。

一人便濁，常有半年，或時夢遺，形瘦，作心虚主治，定志丸與珍珠粉丸同服。

一人健忘、白濁，治法同。

嘗聞之先生論曰：白濁多因濕氣下流膀胱而成。赤白濁，《靈樞經》所謂中氣不足，溲便爲之變是也。先須補中氣，使昇舉之，而後分其臟腑氣血、赤白虚實以治。與夫其他邪熱所傷者，固在瀉熱補虚。設腎氣虚甚者，或火熱亢極者，則不宜峻用寒凉，必以反佐治之，要在權量輕重而已。

淋第七十一

淋有五，皆屬熱，解熱利小便爲主，山梔子之類，同虎杖、甘草煎湯服。小薊湯治下焦熱結血淋。又有腎虚極而淋者，當補腎精及利小便，不可獨瀉。淋證不可發汗，汗之必便血。老人亦有氣虚者，人參、白术中帶木通、山梔。亦有死血作淋者，牛膝膏，亦能損胃不食，不宜多服。治淋，山梔去皮一兩，炒，白湯送下。治氣虚淋，八物湯加黄芪，同虎杖、甘草，煎湯服。諸藥中加牛膝。一方益元散加山梔、木通。夏月以茴香煎湯，調益元散服之。痰熱隔滯中焦，淋澀不通，玄明粉。血氣中有熱者，八物湯加黄柏、知母。婦人、男子淋閉，血藥不效者，川黄柏新瓦上焙，牡蠣火煅，右爲細末，食前調服，或小茴香湯亦可。

小便不禁第七十二

小便不禁遺失者，屬熱，屬虚。東垣謂：肺氣虚，宜安神養氣，禁勞役。安神養氣，用參、芪補之。不愈，則有熱，加黄柏、生地。

小便不通第七十三

氣虚，血虚，實熱，有痰。

吐之以提其氣，氣昇則水自降下，蓋氣承載其水也。氣虚，人參、黄芪、升麻等，先服後吐，或參、芪藥中探吐之。血虚，四物湯，先服後吐，芎歸湯亦可探吐。痰多者，二陳湯加木通、香附探吐。實熱者，當利。

一婦人脾疼，後患大小便不通，此是痰隔中焦，氣聚下焦，用二陳湯加木通，初服；渣煎服探吐。氣壯實熱之人，八正散。大便動，小便自通。小便因熱鬱不通，赤茯苓、黄芩、澤瀉、車前子、麥門冬、桂、滑石、木通、甘草梢。氣虚痛者，加木香、黄芪；淋痛者，加黄柏、生地黄；夏月調益元散。痰隔中焦，二陳湯煎大碗頓服，調其真氣而吐之。否則，用砂糖湯，調牽牛頭末二錢服之。傷寒後，脱陽而小便不通，茴香調生薑自然汁，敷小腹上，服益志茴香丸，并益元散服之。

一人燥熱傷下焦，致小便不利，當養陰。當歸、地黄、知母、黄柏、牛膝、茯苓、生甘草、白术、陳皮之類。

一婦人年五十，患小便澀，與八正散，則小腹轉急脹不通，身如芒刺。余以所感霖淫雨濕，邪在上表，因用蒼术爲君，附子佐之，發其表，一服即汗，小便實時便通。

一男子年八十，患小便短澀，因服分利藥太過，遂致閉塞，涓滴不出。余以飲食太過傷胃，其氣陷於下焦，用補中益氣湯，一服，小便即通。因先服多利藥，損其腎氣，遂至通後遺溺，一夜不止息，補其腎，然後已。

有熱宜清，有濕宜燥，有氣結於下宜昇。有隔二隔三之治。如因肺燥不能生水，則清肺金，此隔二；如不因肺燥，但膀胱有熱，則直瀉膀胱火，此正治；如因脾濕不運，精氣不昇，故肺不能生水，則當燥脾，此隔三也。清肺，用車前子、茯苓之類；瀉膀胱，用黄柏、知母之類；健脾燥濕，用蒼术、白术之類。

又諸法治不通，則用吐法，蓋氣承載其水耳。吐之則氣昇，氣昇則水降。

大便秘結第七十四

有虚，有風，有濕，有火，有津液不足，有寒，有氣結。

有此者，多面黄可候，切不可一例用硝黄等藥。巴豆、牽牛亦不宜例用。當審大法，陽方主潤燥，陰方主開結。用郁李仁、桃仁、羌活、大黄、當歸、麻子仁，右爲細末，或少加木香、檳榔亦可。大腸燥結不通，潤腸湯，一名當歸潤腸湯。幽門不通，上衝吸門噎塞，大便燥秘，通幽湯。又有脾胃中伏火，便秘乾燥，不思飲食，及風結血結，皆令閉塞也，以潤燥和血，疏風自通，治以潤腸丸。濕熱爲病，大便燥結，神芎丸。大便秘不通，燥結，活血潤燥主之。有熱者，大承氣湯。胃中停滯寒冷之物，大便不通，心腹作痛者，備急丸。食傷太陰，氣滯不運爲病者，木香檳榔丸。大腸虛秘而熱，白芍藥一兩半，陳皮、生地、當歸身以上各一兩，甘草五錢。右末之，粥丸，白湯下。論中有治腹脹而不通者，用杏仁、葱白、鹽，於臍上摩之。又有皂莢、白梅肉，蜜丸納之。或用其汁入蜜熬爲丸，或用汁和糯米炒燥存性，以糖爲丸，或止用蜜、烏梅肉，皆可納肛門中，皆開風熱結燥之藥故也。

關格第七十五

關則不得小便，格則吐逆。此證多死，寒在上，熱在下。

必用吐，提其氣之横格，不必出痰亦可。蓋用二陳湯吐之，吐中有降之義。有中氣虚不運者，補氣藥中昇降，脈兩寸俱盛四倍以上。

戴云：關格者，謂膈中覺有所礙，欲昇不昇，欲降不降，飲食不下，此爲氣之横格。

癇證第七十六

癇不必分五等，專主在痰，多用吐法。有驚，有痰，有火。

大率行痰爲主。入方：黄連、南星、半夏、瓜蔞。尋痰尋火，分多少治，無有不愈者。分痰與熱，有熱者，以凉藥清其心；有痰者，必用吐藥，後用東垣朱砂安神丸。大概此證必用吐，吐後用平肝之藥，青黛、柴胡、川芎之類。一本或龍薈丸。假如癇因驚而得，驚則神出其舍，舍空則痰聚也。錢氏瀉青丸、牛黄清心丸，俱治癇。

健忘第七十七

主心脾，宜歸脾湯、定志丸。精神短少者，多用安神丸之類，亦有痰迷心竅者。

戴云：健忘者，爲事有始無終，言談不知首尾，此爲病之名，非比生成愚頑不知世事者也。

怔忡第七十八

大概屬血虚，有憂慮便動，屬虚血少者多。時作時止者，痰因火動。瘦人多因是血少，肥人屬痰。尋常者多是痰，真覺心跳者是血少，四物湯、安神丸之類。怔忡者，心不安，惕惕然如人將捕者。

驚悸第七十九

血虚者，用朱砂安神丸治之。一方治驚悸，定志丸加琥珀、鬱金。痰迷心膈，治痰藥皆可。

煩躁第八十

大率血少不能潤澤，理宜養陰爲最。治煩躁不得眠者，六一散加牛黄服之。内傷病似真傷寒，至五七日汗後復熱，入夜煩躁唤水者，補中益氣湯加附子。内傷病似傷寒，三戰後勞乏煩躁昏倦，四君子湯加當歸、黄芪、知母、麥門冬、五味子。如甚者，脈細數無序，三更後喫水，直至天明，此元氣虚，用竹葉湯煎此藥，大劑服之。内傷似傷寒，煩躁不絶聲，汗後復熱，脈細數，五七日不睡，補中益氣加人參一兩，用竹葉同煎。甚加麥門冬、五味子、知母。

火，入肺爲煩，入腎爲躁，俱在於上，皆心火爲之。火旺則金爍水虧，惟火獨在，故肺腎合而爲煩躁。

心病第八十一

心氣虚怯之人，怔忡，或煩亂，或健忘，或失心後神痴不清，辰砂安神丸。心風氣熱痰盛者，滚痰丸。心病，鬱金、猪牙皂角、白礬、蜈蚣。人壯氣實，火盛癲狂者，可用正治，或朴硝冰水飲之。虚火盛狂者，以薑湯與之。若投冰水，立死。火急甚者，生甘草緩之，能瀉火，參、术亦可。凡氣有餘是火，不足是氣虚。

一人年壯肥實，心風痴，吐後與此：貝母、瓜蔞、南星、黄連各一兩，鬱金、天麻、青子、生甘草、枳實、連翹、苦參各半兩，白礬、皂角各二錢。右作丸服。後用蜈蚣黄赤各一條，香油炙黄，芎、防、南星、白附、白礬、牙皂各一兩，鬱金半兩。右丸，朱砂爲衣。癲狂病，癲屬陰多喜，狂屬陽多怒。脉實，死，虚者可治。大概多因痰結心胸間，治當鎮心神，開痰結。亦有中邪而爲此疾者，則以治邪法治之。然《原病式》所論尤精，蓋世以重陰爲癲，重陽爲狂，誤也，大概皆是熱耳。

塊第八十二 名積瘕

塊，在中爲痰飲，在右爲食積，在左爲死血。氣不能作塊成聚，塊乃有形之物，痰與食積、死血。

用藥，醋煮海石、醋煮三棱、醋煮蓬术、桃仁、紅花、五靈脂、香附、石碱，爲丸，白术湯下。一本有針砂。瓦壟子能消血塊亦消痰。凡治塊，降火消食積，積即痰也。行死血，塊去必用大補。碱治痰積有塊，用之洗滌垢膩。一方，治一切積聚癥瘕，用蜀葵根煎湯，去渣，再煎人參、白术、陳皮、青皮、甘草梢、牛膝成湯，入細研桃仁少許及玄明粉，熱飲之，二服可見積塊下。病重者，補接之後，加減再行法。大法鹹以軟之，削以消之，行氣開痰爲要。一方貼積聚塊，大黄二兩一本一兩，朴硝一兩，各爲末，用大蒜搗和成膏貼之，候乾，用醋調再貼。塊在皮裏膜外，須補氣藥兼香附開之，兼二陳。婦人死血、食積、痰飲成塊，或在兩脅，動作腹鳴，嘈雜，眩暈，身熱，時發時止，黄連一兩，半兩用吴茱萸同炒，半兩用益智炒，去二藥只用連。山梔半兩炒，台芎半兩炒，香附一兩，或作半兩，童便浸。蘿蔔子一兩半炒，山楂肉一兩，三棱五錢，蓬术半兩醋煮，桃仁半兩留尖去皮，青皮半兩或作麥皮麯半兩。右爲末，蒸餅丸。一方有神麯五錢，白芥子一兩半，瓦壟子一兩，醋煆。

凡積病，下亦不退，當用消積藥，融化開則消。治脅痛有塊，龍薈丸二錢半，片薑黄半兩，桃仁半兩，右末之，蜜丸。又方，龍薈丸和白鴿糞，能大消食積。或入保和丸治塊，看在何部分。諸塊虚，中塊攻脹，無可奈何，不可用攻戰之藥，四君子湯加半夏、陳皮，作大劑服之，候元氣平復，却用攻藥。治痞塊，木鱉。一云：殼二十一個，用獖猪腰子批開煨熟，搗爛，入黄連末三錢，爲丸，如緑豆大，每服三十丸。腹中臍下氣作痛，木香、檳榔、三棱、莪术、青皮各半兩，木通半兩，黄連炒半兩，陳皮半兩，縮砂、紅豆各三錢，香附一兩。血分肝經塊痛，末子藥服亦好，丸子尤好。當歸半兩，紅花炒一錢，桃仁二十個去皮尖，玄胡索擂半兩，赤芍藥半兩，没藥三錢，乾漆半兩炒煙盡，或大便燥加熟大黄。凡人上中下有塊，是痰，問其平日好食何物，以相制之藥消之，吐後用藥。

一人心胸痰滿如一塊，攻塞不開，白术一兩，南星、貝母、神麯、山楂、薑黄、陳皮、茯苓以上各五錢，山梔半兩，香附一兩，蘿蔔子、皂角刺以上各三錢。右末之，薑餅丸。

一人小腹塊，瓜蔞、貝母、黄芩、南星、白术各一兩，以上一作各半兩。香附醋煮，一兩，熟地黄、當歸、玄胡索、桃仁以上各五錢，三棱、蓬术以上醋煮，各五錢。右末之，麯丸。千金硝石丸磨塊，三聖膏貼塊，俱效。

嘗記先生治一婦人，小腹中塊，其脈澀，服攻藥後脈見大，以四物湯倍白术、陳皮、甘草爲佐使，脈充實，間與硝石丸，兩月塊消盡。

一人年六十，素好酒，因行暑中得疾，冷膝上，上脘有塊，如掌牽引，脅痛不得眠，飲食減，不渴，已自服生料五積散三帖，六脈俱沉澀而小，按之不爲弱，皆數，右甚，大便如常，小便赤。遂用大承氣湯減大黄之半而熟炒，加黄連、芍藥、川芎、乾葛、甘草作湯，瓜蔞仁、半夏、黄連、貝母爲丸，至十二帖，足冷退，塊減半，遂止藥，至半月病悉除。

積聚，當分陰陽。積者，其發有根，其痛有常處，脈結伏；聚者，其發無根，其痛無常處，脈浮結。由陰陽不和、臟腑虛弱、四氣七情失常所致也。

茶癖第八十三

石膏、黄芩、升麻，右爲末，砂糖調服之。

一人愛吃茶：白术、軟石膏、片芩、白芍藥、薄荷圓葉大者、膽星，研末，砂糖調作膏，食後津液化下。

疝第八十四

濕熱痰積，流下作痛，大概因寒鬱而作，即是痰飲、食積并死血。專主肝經，與腎經絶無相干，不宜下。

癩疝濕多，灸大敦穴。食積與瘀血成痛者，梔子、桃仁、山楂、橘核一作枳實、茱萸，以生薑汁、順流水作湯調下。按之痛不定者，屬虚。用桂枝、山梔炒、烏頭，必細切，炒爲末。薑汁丸，薑湯服三五十丸，以劫痛。

治諸疝方，定痛速效。橘核五十個，山梔炒、山楂炒、茱萸炒，濕勝者加荔核，等分，丸服之。凡治癩要藥，不痛者，蒼术一兩，南星一兩，白芷一兩散水，山楂一兩，川芎三錢，枳子一作枳實三錢，半夏三錢。右爲末，神麯糊丸。有熱加炒山梔一兩，堅硬加朴硝半兩，秋冬加茱萸三錢半一作二錢半。

治疝，荔核、枸橘核，燒灰爲末，酒下。治諸疝發時，海石、香附，二味爲末，以生薑汁調下，亦治心疼。治疝，橘核、桃仁、梔子、茱萸、川烏，右研末，煎服之。枳核散單止痛，枸橘核能治木腎。疝病有水氣、濕熱兩種，而腫者又有挾虚而發者，當用參、术爲君，佐以疏導之藥，其脈沉緊豁大者是。或問，治一人病後飲水，患左丸痛甚，灸大敦，適有摩腰膏，内用烏、附、丁、麝香，將以摩其囊上，抵横骨端，多濕帛覆之，痛即止，一宿腫亦消。予舊有柑橘積後，山行飢甚，遇橘、芋食之，橘動舊積，芋復滯氣，即時右丸腫大，寒熱。先服調胃藥一二帖，次早注神，使氣至下焦，嘔逆覺積動，吐復吐後，和胃氣，疏通經絡乃愈。

治木腎方　採雄楮樹葉，曬乾爲末，酒糊爲丸，空心鹽湯下。外以一法，枇杷葉、野紫蘇葉、蒼耳葉、水晶葡萄葉、椒葉，濃煎湯熏洗。

治木腎不痛，南星、半夏、黄柏酒炒、蒼术鹽炒、山楂、白芷炒、麯炒、滑石、茱萸、昆布、枸橘。疝病、黄病久者，皆好倒倉。疝氣作痛，小便秘澀，五苓散加川楝子，爲細末，空心服二錢。

有人請問下部癩氣不痛之方，彼時實許之矣。細思，若非痛斷厚味與房事，不可用藥，惟促其壽。若蒼术、神麯、白芷、山楂、川芎、枳子、半夏，皆要藥也，其藥皆鄙賤之物，以啓其慢心，人不能斷欲以愛護其根本，反陷其病，陳彦正之禍，得罪多矣。且藥隨時月令，况更换君臣佐使，由是不敢僭，寧犯食言之罪。因筆及之。

治疝痛方：山楂炒，四兩　枳核　茴香　山梔以上炒，各二兩　柴胡一兩　牡丹一兩　桃仁炒，一兩　大茴香炒，一兩　吴茱萸炒，半兩

右作丸服。

治疝時作急痛方：蒼术鹽炒　香附鹽炒　黄柏酒炒，爲君　青皮　玄胡索　桃仁爲臣　茴香爲佐　益智　附子鹽炒　甘草爲使

右爲末，作湯服，後一痛過再不復作矣。

治腎氣方：茴香　破故紙以上各五錢　吴茱萸鹽炒，五錢　胡蘆巴七錢半

右爲末，用蘿蔔子擂汁爲丸，鹽湯下。

肥人腫疝作痛者，外熱内寒，五苓散加茴香。

一人癩疝：山梔　山楂　枳實　香附　南星　川楝以上各一兩　海藻　桃仁以上各七錢半　吴茱萸二錢半

右末之，薑餅丸。

一人疝痛心痛：山梔炒，二兩　香附一兩　蒼朮　神麯　麥芽以上各五錢　半夏七錢　烏頭　石碱以上各三錢　桂枝一錢半，春去之

右末之，炊餅丸如綠豆大，每服百丸，薑汁鹽湯下。

一人疝，痛作腹内塊，痛止則塊止：三棱醋煮，一兩　蓬朮醋煮，一兩　神麯　麥芽以上炒，各一兩　薑黄一兩　南星薑製，一兩　白朮二兩　木香　沉香以上各三錢　黄連一兩，同吴茱萸炒，去吴茱萸不用　香附三錢　蘿蔔子五錢，蒸　桃仁五錢　山梔　枳核以上各五錢，炒

右末之，薑餅丸。

劫藥神妙：烏頭細切炒、梔子仁炒，宜加减用此。蓋濕熱因寒鬱而發，用梔子仁以去濕，用烏頭以破寒鬱，况二味皆下焦之藥，而烏頭又爲梔仁所引，其性急速，不容停留胃中也。

耳第八十五

耳聾、耳鳴，有痰，有火，有氣虚。

耳聾，少陽、厥陰熱多，皆屬於火，宜開痰散風熱，通聖散、滚痰丸之類。

大病後耳聾，須用補陰與降火，有陰火動而耳聾者同法，四物湯加黄柏之類。一方，雄鼠膽汁滴入耳中。聾病必用龍薈、四物養陰。亦有濕熱痰者，檳榔、神芎。耳中哄哄然，亦是無陰者。耳因鬱而聾，以通聖散，内大黄用酒煨，再用酒炒三次，然後入諸藥，通用酒炒。多飲酒之人耳鳴，木香檳榔丸。

耳鳴因酒過者，用大劑通聖散加枳殼、柴胡、大黄、甘草、南星、桔梗、青皮、荆芥。不愈，四物湯。耳鳴必用當歸龍〔一〕薈丸，食後服。氣實人，檳榔、神芎下之。耳濕腫痛，凉膈加酒炒大黄半兩、酒浸黄芩、防風、荆、羌，吹以腦多麝少。濕加白

〔一〕「龍」：原作「聾」，據《丹溪心法·耳聾七十五》改。

枯礬。耳膿不乾，輕粉、黄柏末、海螵蛸吹入。

耳爛，貝母末乾糝。耳中出膿，用桃花散。其方，以枯白礬、胭脂各一錢，麝香一字。右末之，用綿杖子蘸藥，捻之取乾。耳熱暴痛，枯白礬吹入耳中，青箬燒灰吹入，尤妙。

鼻第八十六

酒皶鼻，血熱入肺，以四物湯加陳皮、酒紅花、酒炒黄芩煎，入好酒數滴就調，炒五靈脂末服之，效。又方，用桐油入黄連，以天吊藤燒油熱敷之。

或問，酒皶病爲名，必飲熱酒所致乎？曰：不然，非飲酒者亦病之。蓋鼻者，肺之竅，而足陽明挾鼻上至目内眦，其位居面之中，中又屬土，爲呼吸氣息出入之門户。然氣血之精明，皆上注於面，入於其竅，是故胃中濕熱，與中焦所化之血，上輸其肺，隨呼吸之息，燻蒸鼻端，凝結皮膚，遂成紅赤，甚則盈面，不獨在鼻也。予嘗用淩霄花爲末，和密陀僧，用唾調敷，甚驗。又方，用蒼耳葉，酒蒸爲末，調服，最解熱毒。

治鼻淵，南星、半夏、蒼术、白芷、神麯、酒芩、辛夷、荆芥。

鼻息肉，胃中有食積，熱痰流注，治本當消食積，外以胡蝶礬二錢、細辛一錢、白芷半錢，納鼻中，每用少許。

面鼻得冷而黑，須用清熱化滯，滋生新血，血能自運，色乃可改，以四物湯酒製過，加酒片芩、陳皮、生甘草、酒紅花、生薑煎，下五靈脂末，飲之。氣弱形肥者，加酒黄芪亦效。

脚氣第八十七

須用提其濕在下之藥，隨氣血用。入方：生地黄酒洗、黄柏酒炒、蒼术鹽炒、黄連、白术、防己、檳榔、川芎、木通、陳皮、甘草梢、犀角屑。有熱加芩、連，有痰加竹瀝、薑汁，大熱及時令暑熱加石膏，大便實難者加桃仁，小便澀者加杜牛膝。有食積流注，用蒼术、黄柏、漢防己、南星、川芎、白芷、犀角、檳榔，右末爲丸。血虚加牛膝、敗龜版，麯糊丸。如常腫者，專主乎濕熱，朱先生另有方。有脚氣衝心者，乃血虚而有火氣上行，宜四物湯加炒黄柏，再於涌泉穴用附子爲末，津拌如小錢大，貼之，以艾火灸，泄引其熱。轉筋，皆屬血熱，左金丸降肝火。脚氣腫者，枳實、大黄、當歸、羌活。肢節煩疼，肩背沉重，胸膈不利，及遍身疼痛，下注於足脛腫痛，當歸拈痛湯。

諸濕客於腰膝重痛，足脛浮腫。

除濕丹 乳香 没藥以上各一兩，研 牽牛頭末半兩 檳榔 威靈仙 赤芍藥 澤瀉 葶藶 甘遂以上各二兩 大戟三兩 陳皮六兩，去白

右末之，糊丸。

脚氣從濕從下，以治濕治氣，紫蘇、炒柏、芍藥、木瓜、澤瀉、木通、防己、檳榔、蒼术、枳殼、甘草、香附、羌活。痛多加木香，腫多加大腹皮，發熱加黄連。脚弱筋痛，牛膝二兩，白芍一兩半，酒柏、知母、甘草炒，各五錢，酒糊丸服。濕痰脚氣，大便滑泄，蒼术二兩，防風、檳榔、滑石各一兩，香附八錢，川芎六錢，條芩、木通各四錢，甘草三錢，或丸或散，皆可。

健步丸方 生地一兩半 歸尾 陳皮 芍藥 牛膝 蒼白术各一兩 茱萸 條芩各

五錢　大腹子三錢　桂枝二錢

爲末，作丸，每服百丸，通草湯食前下。

一婦人足痛腫者，生地、炒柏、南星、芎、蒼、牛膝、龍膽、紅花酒洗。

一人筋動於足大指，至近腰結了，奉養厚，因飲□□□，濕熱傷血〔一〕，四物加黄芩、紅花〔二〕。

一男子年近三十，厚味多怒，髀樞左右發痛，一點，静處惡寒，或渴或不渴，膈或風藥，無血補藥，至次春，膝甚，食減形瘦，至春末，膝腫可屈伸，脈弦大頗實，寸澀□□□皆數短，其小便數少，遂作積在太陰陽明治之，其詳□□□條下。〔三〕

〔一〕「因飲□□□，濕熱傷血」：《金匱鉤玄・脚氣》作「因風寒作」。

〔二〕「紅花」：《金匱鉤玄・脚氣》其下有「蒼术、南星」四字。

〔三〕本段文字疑有脱、衍之誤，可參見《丹溪治法心要・痰第二十》。

卷六

痿第八十八

有熱，濕痰，血虚，氣虚。

專主養肺氣，養血、清金，不可作風治。濕熱，東垣健步丸加芩、柏、蒼术。

健步丸方　羌活　柴胡以上各五錢　滑石五錢，炒　甘草炙，五錢　天花粉酒洗，五錢　防風二兩　澤瀉三錢　防己酒洗，一錢　川烏一錢　苦參酒炒，一錢　肉桂半錢

右末之，酒糊丸，每服七十丸，空心，煎愈風湯下。

濕痰，二陳加蒼术、白术、芩、柏、薑汁、竹瀝。血虚，四物加芩、柏、蒼，下補陰丸。氣虚，四君子加芩、柏、蒼术之類。亦有死血者，亦有食積妨礙不得降者。

大率屬熱，用參、术、四物、黄柏之類。壯人痿，凉膈散；老人并虚人痿，八味丸。一村夫背傴僂而足攣。見《醫要》。

《素問》痿有五等，諸痿皆起於肺，熱入五臟，散爲諸症，大抵只宜補養。若以外感風邪治之，寧免虚虚實實之禍乎？或問治痿之法，取陽明一經何也？先生曰：諸痿生於肺熱。只此一句，便見治法大意。《經》曰：東方實，西方虚，瀉南方，補北方。以此因就生克言補瀉，而大經大法不外於此。蓋東方木，肝也；西方金，肺也；南方火，心也；北方水，腎也。五行之中，惟火有二，腎雖有兩，水居其一，陽常有餘，陰常不足，故《經》曰：一水不勝二火，理之必然。金，體燥而居上，主氣，畏火者也；土，性濕而居中，主四肢，畏木者也。火性炎上，若嗜欲無節，則水失所養，火寡於畏而侮所勝，肺金得火邪而熱矣。木性剛急，肺受邪熱，則金失所養，木寡於畏而侮脾，土得木邪而傷矣。肺熱則不能管攝一身，脾熱則四肢不爲用，而諸痿之病作矣。瀉南方，肺金清而東方不實，何脾傷之有？補北方，則心火降而西方不虚，何肺傷之有？故陽明實則宗筋潤，能束骨而利機關矣。治痿之法無出於此。駱氏亦曰：風火相熾，當滋腎水。東垣取黄柏爲君，黄芪等補藥爲輔佐，而無一定之方。

有兼痰積者，有濕多者，有熱多者，有濕熱相半者，有挾寒一作氣者，臨病製方，其善於治痿乎？雖然藥中肯綮矣，若將理失宜，聖醫不治也。天產作陽，厚味發熱，先哲格言。但患痿之人，若不淡泊食味，吾知其必不安全也。大補丸去腎經火，燥下焦濕，治筋骨軟。如氣虚用補氣藥下，血虚補血藥下，并不單用。補腎丸、虎潜丸皆治痿，服法與大補丸同。黄柏、蒼术治痿之要藥也。

一人陽痿：知母、黄柏以上各炒一兩，枸杞一兩，牛膝酒浸一兩，杜仲薑炒一兩，人參一兩，山藥一兩，龜版、虎骨以上炙一兩，續斷酒洗一兩，鎖陽二兩，當歸二兩，菟絲子、五味子、陳皮以上各五錢，白术一兩，一方有蓯蓉二兩，去白术、陳皮。右末之，糊丸。

一人年二十餘，前陰玉莖挺長腫而痿，皮塌常潤，磨股不能行，兩脅氣上，手足倦弱。先以小柴胡大劑，加黄連行其濕熱，次略與黄柏降其逆上之氣，其腫收減及半，但莖中有一塊硬未消，遂以青皮一味爲君，少加散氣一作散風。之劑，末服。外以絲瓜汁調五倍末，敷之而愈。

痓第八十九

大率與癎相似，比癎爲虛，治宜帶補。氣虛有火，兼有痰，人參、竹瀝之類，切不可作風治而兼用風藥。

治酒多風搐：

白术五錢　人參二錢半　甘草三錢　陳皮　蒼术以上各一錢　天麻細切，酒浸，一錢　白芍藥酒浸，一錢　防風五分　川芎五分

右爲末，作丸。如小便多，加五味子。

手足心熱第九十

屬熱鬱，用火鬱湯。

葛根　柴胡　白芍藥以上各一兩　甘草炙，一兩　防風五錢　升麻一兩

每服三錢，入葱白三寸，煎，稍熱服。

又方　梔子、香附、白芷、蒼术、半夏、川芎，右末之，麵糊丸。

火鬱，手足心發骨蒸，草還丹。

手足麻木第九十一

麻是氣虛，木是濕痰死血。東垣云：麻木，氣不行也，當補肺中之氣。

一婦人體肥氣鬱，舌麻眩暈，手足麻，氣塞有痰，便結，凉膈散加南星、香附、台芎開之。

厥第九十二

有陽厥，有陰厥。陽衰於下即寒，陰衰於下即熱。《原病式》中詳之。以氣血虛爲主，有痰有熱。

治痰，白术、竹瀝；治熱，承氣湯；因外感，解散加薑汁酒。氣虚，脈細；血虚，脈大如葱管。熱厥脈數，外感脈浮，實痰脈弦。

一婦人年三十餘，面白形長，心中常有不平事。忽半夜誕子，才分娩便暈厥不知人，遂急於氣海灼火十五壯而蘇，後以參、术等藥，兩月而安。

一婦人年十九，氣怒事不發，一日忽大發，叫而欲厥，蓋痰閉於上，火起於下而上衝。始用香附五錢，生甘草三錢，川芎七錢，童便、薑汁煎服。後又用青黛、人參、白附子爲丸，少愈不除，後用大吐乃安。吐後用導痰湯加薑炒黄連、香附、生薑，下龍薈丸。

諸目疾第九十三

至寶膏 治暴發熱壅有翳者，甚效。

用蕤仁去油、硼砂各一錢，辰砂三分，冰片一分。

共爲極細末，蜜調點之。

治爛眶眼，用薄荷、荆芥、細辛等分，爲粗末，燒取煙燼點眼。其法如香燒之，以青碗涂蜜少許覆煙上，待煙燼爲度，以瓷器收藏。凡眼有風熱多泪者，皆可點之。

平風止泪散 歌曰：風熱〔一〕泪更兼疼，蒼附芎辛荷芷停，木賊夏枯防國老，煎湯服餌即安寧。

又方點藥 用寒水石捶碎，以童便浸七日，曬七日，再浸七日，研末，每一兩加真輕粉五分，再研極細，又夜露七宿，曬七日。臨用加冰片少許點之。

治血虚眼，用生熟地黄丸。生、熟地黄各二兩，石斛、玄參各一兩，末之，蜜丸。冬月眼暴發痛，亦當解散，不可用凉藥。黑睛有翳，皆用黄柏、知母。眼睛痛，知母、黄柏瀉腎火，當歸養陰，羌活引經。眼中風泪，食後吞龍薈丸數粒，日三服。

一人病眼，至春夏便發，當作鬱治。黄芩二兩酒浸，南星薑製二兩，香附、蒼术以上便浸二兩，連翹二兩，山梔炒一兩，川〔二〕芎便浸一兩半，陳皮酒浸半兩，草龍膽酒

〔一〕「熱」：其下疑脱「多」字。

〔二〕「川」：原作「導」，據《丹溪心法·眼目七十七》改。

蒸半兩，蘿蔔子半兩，青黛半兩，柴胡三錢。右末之，麯糊丸。

一人眼内陷，生地、熟地各一斤，杏仁四兩，石斛、牛膝以上各半斤，防風六兩，枳殻五兩。蜜丸服之。

治暴發血熱壅腫作痛，四物湯加草龍膽、防己、防風、羌活。眼眶澀爛，因風而作，用風藥燥之。柴胡散：柴胡、羌活、防風、生地黄、赤芍藥、甘草、桔梗、荆芥。勞役，飲食不節，内障昏闇，蔓荆子湯。治内障，四物湯加酒炒黄芩、黄連、黄柏，并服蔓荆子湯。血弱，陰水虚，陽火旺，瞳子散及損視物昏花，用生熟地黄丸，又名滋陰地黄丸。暴發赤腫，用守真散熱飲子。大便秘結加大黄，痛加當歸、地黄，煩而少卧加梔子。歲久眼發，灸大指甲外本節横文盡七壯，住火，飲黄土蜜水。

口瘡第九十四

服凉藥不愈者，此中焦氣不足，虚火泛上無制，理中湯，甚者加附。實熱口生瘡，凉膈散、甘桔湯、赴筵散。口糜爛，野薔薇根煎湯漱之。酒色過度，勞倦不睡，舌上光滑而無皮者，或因憂思損傷中氣，不得睡卧，勞倦者，理中湯加附子，冷飲之。口瘡，若因中焦土虚，且不能食，相火衝上無所阻礙，用理中湯者，參、术、甘草以補土之虚，乾薑以散火之熛，甚者加附子。又方，黄連、青黛、黄柏爲末，噙。治滿口白爛，蓽茇一兩，厚黄柏一兩，火炙。右爲末，用米醋煎數沸後，調上藥，漱。再時，用白湯漱口即愈，重者二次。一人脣上生瘡，以白荷花瓣貼之。治重舌，用好膽礬研細，貼之。

骨鯁第九十五

桑螵蛸掛乾，爲末，吹之。

解魚骨鯁方，用砂糖、白炭灰末、紫蘇葉、滑石末，右和丸，綿裹含之。口中咽津液，其骨自下。

咽喉第九十六

喉痺，大概多是痰熱，治以李實根一片噙口内，更用李實根研水，敷項上一遭，立有效。李實根須新採園中者。重者，用桐油探吐之。一用射干、逆流水吐。纏喉風屬痰熱，宜用桐油以鵝翎探吐之。治咽痛，荆芥、當歸、桔梗、甘草，煎湯嗽服。喉乾燥痛，四物湯加桔梗、荆芥、黄柏、知母，立已。咽喉熱痛，甘桔湯加荆芥。有熱加黄芩、枳殼。半邊頭痛，鼻流不絶，咽痛，甘桔湯加荆芥、薄荷、枳殼、麻黄，服後汗而解。在半邊腫者，加紫蘇。冬月風寒，鬱在半邊者，可用噙藥，霜梅、僵蠶、白礬和丸，綿裹噙化。喉痺方，以白梅入蜒蚰令化，噙梅於口内。治風熱喉痺，先以千緡湯，後以四物湯加黄柏、知母，養陰降火。又方，以猪牙皂角末、霜梅爲丸，噙化。又方，茜草一兩，作一服，降血中之火。又方，焰硝半錢，枯礬一錢，硼砂一錢，共爲細末，用杜牛膝擣汁調下。

潤喉散 治氣鬱夜熱，咽乾哽塞。

桔梗二錢半　粉草一錢　紫河車四錢　香附子三錢　百藥煎一錢半

右爲細末，敷口内。

咽喉生瘡損了，不用生薑折辣痛，又能散不收。咽痛，必用荆芥。陰火炎者，必用玄參。咽痛，硼砂或和膽礬、僵蠶、白礬爲末，霜梅搗和，噙之。治一切咽喉痛，用倒摘刺根，净洗，入些少好醋同研，滴入喉中、耳中，癢即愈。咽喉生瘡并痛，屬熱，多是虚火遊行無制，客於咽喉。實火，用人參、黄柏蜜炙、荆芥；虚火，用人參、竹瀝；熱用黄連、荆芥、薄荷、硝石，以蜜調噙；血虚者，以四物湯加竹瀝。治喉痹，或有鼻中垂血絲，結成小血珠垂在咽喉中，用杜牛膝，即鼓槌草直而獨條者，搗碎，用好米醋少些和研，取汁三五滴滴入鼻中，即破。一人體肥，膏粱飲酒，常勞倦，發咽痛，鼻塞痰嗽，凉膈散加桔梗、荆芥、南星、枳實。杜清碧通神散，治喉痹，吐出風痰甚效。方見風條下。喉風吐劑，僵蠶、牙皂、白礬爲末，黄齏汁調灌，探吐。

針法，以三棱針於少商穴刺之，出血立愈。

天疱瘡第九十七

用通聖散及蚯蚓泥，略炒，蜜調敷患處爲妙。若從肚腹上起者，裏熱發外，還服通聖散。

齒痛第九十八

牙痛，用南星爲末，霜梅盦過，取其引涎，以荆芥、薄荷散風熱，青鹽入腎入骨，常擦噙之。蛀牙，以蘆薈、白膠香爲末，塞孔中。陽明風熱牙疼，大黄、香附各燒存性，等分，入青鹽少許。右爲細末，無時擦之。牙齒疏闊，用白羊脛骨燒灰存性一兩，升麻一錢，黄連半錢，爲末，擦之。口噤牙關不開，霜梅蘸白礬、僵蠶末，一擦便開。寒熱腫牙疼，調胃承氣湯加黄連。蟲蛀牙，用蟾酥。牙痛，用梧桐泪〔一〕，少

〔一〕「泪」：原作「律」，據《丹溪心法·口齒七十八》改。

加麝香擦之。牙大痛，必用胡椒、蓽茇，能散其中浮熱，監以升麻、寒水石，佐以辛涼薄荷、荆芥、細辛之類制木。又方，用凉藥使痛不開，宜從治，蓽茇、川椒、薄荷、荆芥、細辛、樟腦、青鹽。牙痛甚者，防風、羌活、青鹽入内，細辛、蓽茇、川椒定痛。又方，蒲公英燒灰，香附〔一〕、白芷、青鹽。陰虚牙出鮮血，氣鬱，以四物湯加牛膝、香附、生甘草節、側柏葉。牙腫痛，升麻、白芷、防風、荆芥、薄荷、甘草、桔梗之類。上牙痛，灸三里穴；下牙疼，灸三間穴。蟲蛀牙，用巴豆熏之。否，用玉錢子、緑豆粉半兩，人言一錢，麝香半錢。

固齒方 羊脛骨燒灰存性，三錢 當歸二錢 白芷 猪牙皂角 青鹽以上各一錢

右爲末，擦之。

脱肛第九十九

氣熱，氣虚，血熱，血虚。

〔一〕「附」：明刻本其下有「末」字。

氣熱者，黄芩條子者六兩，升麻一兩，爲末，麯丸。氣虚者，補氣用人參、黄芪、川芎、當歸、升麻之類。血虚，四物湯。血熱者，凉血，以四物湯加炒黄柏。一方治脱肛，用五倍爲末，托而上之。一次未收，至五七次必收，乃止。

癭氣第一百

先須斷厚味，用海藻一兩二錢，黄連一兩，右爲末，以少許置掌中；時時舐之，津液咽下，如消三分之二，須止後服。

吐蟲第一百一

用黑錫炒成灰，檳榔末同和，米飲下。

肺癰第一百二

已破，入風者，不可治。搜風湯吐之，出《醫壘元戎》。本方止有搜膿湯方。收斂瘡口，同合歡皮并飲白蘞濃湯。

肺痿者，服人參平肺散。治肺痿，專在養肺、養氣、養血、清金。

嘗治一婦人，年二十餘，胸膺間潰一竅，於口中所咳膿血與竅相應而出，以人參、黄芪、當歸補氣血劑，加退熱排膿等藥。

腸癰第一百三

作濕熱食積治。大腸有痰積，死血流注，用桃仁承氣湯加連翹、秦艽。近肛門破者，入風難治，用防風之類主之。

乳癰第一百四

入方，青皮、瓜蔞、橘葉、連翹、桃仁留尖、皂角刺、甘草節。破多參、芪。乳栗破，少有生者，必大補。人參、黄芪、川芎、當歸、青皮、白术、連翹、白芍藥、甘草。一方有瓜蔞。乳岩未破，加柴胡、台芎。治乳有小核，南星、貝母、甘草節、瓜蔞，以上各一兩，連翹、青皮，以上各五錢。乳癰奶勞焮腫，煅石膏、燒樺皮、瓜蔞子、甘草節、青皮。治吹奶，金銀花、天蕎麥、紫葛藤各等分，右以醋煎洗。或以金銀花一味亦可。乳癰，用生地黄汁敷，熱即易之，無不效。又方，老瓜蔞一個，搗，酒一斗，煮四升，日三服。又方，詩曰：女人吹奶是如何，皂角燒灰蛤粉和。熱酒將灰調一字，須臾拍手笑呵呵。又方，益母草搗，盦之；或乾末，水調涂。又方，濃磨鹿角汁涂之。又方，瓜蔞子炒爲末，臨睡酒服二錢。乳頭裂破，丁香末敷，如燥，以津調。婦人産後，患乳癰，白芷、當歸須、連翹、赤芍藥、荆芥穗、青皮各五分，貝母、天花粉、桔梗各一錢，瓜蔞半個，甘草節一錢半。右水煎，半飢半飽服，細細呷之。有熱，加柴胡、黄芩。忌酒肉椒料。敷藥，用南星、寒水石、皂角、貝母、白芷、草烏、大黄爲末，醋調涂。

乳房，陽明所經；乳頭，厥陰所屬。乳子之母，或厚味，或忿怒，以致氣不流行，而竅不得通，汁不得出，陽明之血熱而化膿。亦有兒之口氣焮熱，吹而結核，於初起時，便須忍痛揉令軟，氣通自可消散。失此不治，必成癰癤。若疏厥陰之滯，以青皮；清陽明之熱，以石膏；行去污血，以生甘草節；消腫毒，以瓜蔞子。或加青橘葉、没藥、皂角刺、金銀花、當歸頭，或散或湯加減，佐以少酒，仍加艾火三二壯於腫處，甚效。勿妄用針刀，引惹拙病。又有積憂，結成隱核，有如鱉棋子，不痛不癢，十數年方爲瘡陷，名曰奶岩。以其凹似岩穴也，不可治矣。若於始生時便消釋病根，使心清神安，施以治法，亦有可安之理。予侄婦，年十八時得此證，性急，脈實，所難者後故〔一〕耳。遂以青皮單煮湯與之，間以加減四物湯，兩月而安。

〔一〕「故」：《格致餘論·乳硬論》作「姑」。

騎馬癰第一百五

用大粉草帶節四兩，長流水一碗，以甘草炙，淬浸水盡，爲末，皂角灰少許作四服，湯調頓服，大效。又方，甘草節、白芷、黄連各等分，㕮咀，水煎。破者，龍骨、枯白礬、赤石脂，敷。一人上嗽，下腎癰破，玄參、黄柏炒、青黛、犀角、山楂、甘草節、神麯、麥蘖、桃仁、連翹。右末之，作丸。

治便毒方，山梔、大黄、乳香、没藥、當歸各五分，瓜蔞仁二錢，代赭石一錢。右作一服，煎。又方，木鱉子、大黄、瓜蔞仁、草龍膽、桃仁，右濃煎，露一宿，清早頓温服。又方，白僵蠶、槐花，共爲末，酒調服之。一方加酒大黄。又方，蠡實根三寸，同生薑等分，研細，熱湯調，空心服。又方，大黄、牡蠣各二錢半，瓜蔞一個去皮，甘草一錢，右銼，作一帖，水煎，空心服。

附骨癰第一百六

熱在血分之極，初覺時，先以青皮、甘草節，後當養血。初腿腫，以人參、黄芪、茯苓各二錢，瓜蔞仁四十八粒，作二帖，入竹瀝，熱飲之。環跳穴痛不已，防生附骨癰。詳見《醫要》。

腫毒第一百七

鐵圈散 治癰疽腫毒。

乳香 没藥各半兩 大黄 黄連 黄柏 南星 半夏 防風 羌活 皂角 甘草節 草烏 阿膠另入。以上各一兩

右末之，醋調成膏，沙石器火熬黑色，鵝翎敷之患處。寒者熱用，熱者寒用。

疔瘡根深，須用針刀鏇破頭上，以蟾酥敷之，後用藥餌。野菊爲末，酒調，飲醉

睡覺，即痛定熱除，不必去疔，自愈也。

隔皮取膿法　治諸般腫毒。

驢蹄炒，一兩，細切　蕎麥麵炒，一兩　白鹽半兩　草烏四錢，去皮

右爲末，水調捏作餅子，慢火炙微黄色，出火毒，研末，醋調成膏，用白紙攤貼患處，水自毛竅而出，其腫自退。

治天蛇頭，用野紫蘇即黄絲草、金銀花藤即羊兒藤、五葉紫葛藤、天蕎麥，切細，各十分，好米醋濃煎，先熏後洗。又方，用人糞雜黄泥搗之，裹在患處即安。

治天火丹，用曲蟮泥炒，研細，香油調敷。又方，雉鷄毛及鵝毛燒灰，香油調敷皆可。治一切疔瘡，紫梗菊，根、莖、葉、花皆可，研碎取汁，滴口中飲之。

白蠟稟收斂。已見《醫要》。治癰疽，以露蜂房一層，入白礬在内，安石上，以火溶，飛過，爲末，油調敷之。一方，糞浸甘草，大治腫毒，其詳在冬温條下。凡治癰疽，當分經絡，六陽經，六陰經，有多氣少血，有多血少氣，不可一概論也。少陽多氣少血，肌肉難長，理宜預防，驅毒利藥亦難，輕用。

予之從叔，多慮神勞，年近五十，左膊外側紅腫如栗。予曰：勿輕視。且先與人

參濃湯，得微汗乃佳，與數十帖而止。旬餘，值大風拔木，瘡上起一紅綫，繞背抵右肋，予曰：必大料人參湯加芎、术補劑。與之，兩月而安。

李兄子，年三十，連得憂患，且好色又有勞，左腿外側廉一紅腫如栗。一醫與承氣湯兩帖下之矣，又一醫教以解毒湯下之，予乃視之曰：脈大實。後果死。

臀居小腹之後，又在下，此陰中之至陰。其道遠，其位僻。雖太陽多血，然氣難久〔一〕運，血亦罕到。中年後生者，須預補之。若無積補之功，其禍多在瘡成痂之後，或半年間乃病。粗工不察，或致失手，慎之！戒之！治癰腫，當分腫瘍而施治，不可遽以五香連翹湯等用之。未潰之前，托裏帶散；已潰之後，補氣補血。用手按腫上，熱則有膿，不熱則無膿。

結核第一百八

治大人、小兒，或在項上，或在頸，在脛，在臂。如腫毒者，多在皮裏膜外，多

〔一〕「久」：明刻本作「及」。

是痰注，作核不散，問其平日好食何物，吐下後，用藥散結。在頭項，僵蠶炒、大黄酒浸、青黛、膽星爲末，蜜丸噙化。在頦頰下生痰核，二陳湯加連翹、防風、川芎、皂角刺、酒芩、蒼术、僵蠶。

一婦人年四十餘，面白形瘦，性急，因有大不如意，三月後房下脅骨作一塊，漸漸長掩心，微痛膈悶，飲食減四之三，每早覺口苦，兩手脈微而短澀。詳見四卷血氣爲病條。

瘰癧第一百九

氣血痰熱，用椹子。黑熟者，搗爛熬膏，湯調服；紅者，曬乾爲末，服亦效。又方，用大田螺，連肉燒灰存性，爲末，入麝香少許，濕則乾糝，乾則油調敷。又方，用夏枯草，大能散結氣，而有補養厥陰血脈之功，能退寒熱。虚者，盡可倚仗。若實者，以行散之藥輔佐之，外施艾灸，亦漸取效。

破傷風第一百十

破傷風、血凝心、針入肉游走三證，如神方：鴉翎燒灰一錢，研細酒服。防風、全蝎之類，皆是要藥。破傷風多死，非全蝎不開，用十個，末之，酒下，日三次。

破傷風發熱：

瓜蔞仁九錢　滑石一錢半　南星　蒼术　炒柏　赤芍藥　陳皮以上各一錢　黄連　黄芩　白芷以上各五錢〔一〕　生甘草少些

右㕮咀，生薑三片，煎服。

臁瘡第一百十一

膏藥方　乳、没、水銀、當歸各五錢，川芎、貝母各一兩，黄丹二兩半，麻油六

〔一〕「錢」：明刻本作「分」。

兩，右㕮咀，除黄丹、水銀外，先將餘藥用麻油熬黑色，去渣，下黄丹、水銀，又煎黑色，用桃、柳枝攪成膏。又方，用生龍骨、血竭、赤石脂三味，共一兩，血餘如指大，黄蠟一兩，白膠香一兩，香油量用。右先以香油煎三五沸，去血餘，入黄蠟、白膠香，却入龍骨、血竭、赤石脂，攪匀，安在水盆内，候冷取起，以瓷器盛之，每遇一瘡，捻一薄片貼瘡口，以竹箬貼在外，三日後翻過再貼，仍服活血藥。又方，用砂糖水煮冬青葉三五沸，撈起，石壓乾，將葉貼在瘡上，日换二遍。又方，以頭垢燒灰，和棗肉搗作膏，先以葱椒湯洗净，以輕粉糁上，却用前藥膏，以雨傘紙作膏貼之。又方，蛤粉、臘茶、苦參、青黛、密陀僧，右先以河水洗净瘡，却以臘月猪脂調敷。又方，地骨皮一兩，甘草節半兩，白蠟半兩。右以香油四兩，入地骨皮、甘草，文武火熬熟，去渣，入黄丹一兩半，并白蠟，緊火熬黑，白紙攤貼。又方，用冬青葉醋煮過，貼之。

婦人脚脛臁瘡，多主血凝，服《局方》中補損黄芪丸。臁瘡方，輕粉、定粉、瓦粉、玄明粉，右等分爲末，無根水調涂碗底，以北熟之艾五兩熏之，艾盡爲度。右爲細末，用羯羊脚筒骨髓，調涂油紙上，葱椒湯洗過，貼之，緋帛纏定。又方，黄連一兩，切，水二盞，煎一盞，去渣，用油紙一張入内煮乾，取出，以黄蠟磨刷過，縛瘡上。

攧撲損瘡第一百十二

薑汁、香油各四兩，入酒調服。用蘇木以活血，黄連以降火，白术以和中，童便煎服，妙。在下者，可下，但先須補托，後下瘀血；在上者，宜飲韭汁，或和溺吃。切忌不可飲冷水。血見水寒則凝，但一絲血入心即死。

接骨散 没藥五錢 自然銅五兩，醋淬 滑石二兩 龍骨三錢 赤石脂三錢 麝香一字，另研〔一〕

右爲末，好醋没頭，煮多爲上，俟乾就炒，燥爲度，臨睡服〔二〕時，入麝香在内，

〔一〕「研」：原脱，據明刻本補。

〔二〕「睡服」：原脱，據《丹溪心法·跌撲損傷八十二》補。

抄放舌上，温酒下。病分上下，分食前後。若骨已接尚痛，去龍骨、赤石脂，而服多盡好，極效。

又方　冬瓜皮、阿膠等分，炒乾爲末，以酒調服，醉爲度。

治攧傷骨折入血黯者，滑石六分，甘草一分，爲末，人參湯調飲之。次用生薑自然汁一盞，好米醋一盞，用獨子肥皂四個，敲破，挼於薑汁、米醋之中，以紗濾去渣，煎成膏藥貼之，遍身者亦可。

杖瘡第一百十三

黄柏、生地黄、紫荆皮，皆要藥也。治血熱作痛，凉血〔一〕去瘀血爲先，鷄鳴散之類。生地黄、黄柏爲末，童便調敷，或加韭汁。不破者，以韭菜、葱頭擣碎，炒熱貼，冷則易之。膏藥，用紫荆皮、乳香、没藥、生地黄、黄柏、大黄之類。又方，以

〔一〕「血」：原作「藥」，據《丹溪心法·金湯疳癬諸瘡八十七》改。

木耳盛於木杓内，沸湯浸爛，攪，水乾，於沙盆擂細，敷瘡上。又方，以生苧麻根嫩者，不拘多少，洗净，同鹽擂，敷瘡上，神效。傷重者多用鹽。又方，以大黄、黄柏爲末，生地黄汁調敷，乾再敷上，甚妙。

短朵〔一〕第一百十四

海金沙、滑石、甘草，粥丸服。别用煎藥，就吞絳宫丸五十粒。此與治瘰癧法同。

絳宫丸方 連翹一兩 川芎一兩 當歸一兩，酒洗 麥芽 山楂各一兩 桃仁一兩 蘆薈一兩 甘草節一兩 蕓薹子一兩 黄連一兩半，酒炒 南星一兩半 片芩一兩半 升麻一兩半 海藻一兩半，酒洗 羌活五錢 桔梗五錢 防風半兩 白术二兩 大黄一兩，酒蒸三次

右爲末，麯糊丸。已破者，加人参一兩。膏藥用甘草節、僵蠶煎。

〔一〕「短朵」：諸本同，病證不詳，疑字誤或當地方言之病證名，《醫學綱目》卷十九作「瘰癧」，待考。

凍瘡第一百十五

用煎熟桐油，調密陀僧末敷之。

下疳瘡第一百十六

用蛤粉、臘茶、苦參、青黛、密陀僧，上先以河水洗瘡净，却以臘月猪脂調敷。又方，用頭髮，以鹽水洗去油，再用湯洗，曬乾燒灰。先以清水泔洗净瘡，却用髮灰研細敷上，即時結靨。

一人舊患下疳瘡，夏初患自利，膈微悶，得治中湯，遂昏悶若死，兩脈皆澀重，略弦似數，此下疳之重者，與當歸龍薈丸五帖，利減，又與小柴胡去半夏加黄連、芍藥、川芎，煎五六帖而安。

湯火瘡第一百十七

用臘月猪脂涂黄柏，炙乾爲末，敷之。又方，用苦杖爲末，水調敷。又方，柿漆水，鵝翎蘸掃數次。

金瘡第一百十八

治金瘡并治狗咬方，五月五日午時，用石灰一斤，韭一斤，同搗細研作汁，和成餅，爲末，敷之。又方，治金瘡，五倍子、紫蘇各等分，爲末，敷之。又方，白膠香三錢，龍骨一錢，爲末，敷之。又方，五倍子、燈心草各燒灰存性，等分，爲末，敷之。一方，用大粉草銼碎，入青竹中，浸糞缸內，乾末敷之。其詳在冬温條下。

瘋狗咬第一百十九

治瘋狗咬，取小兒頭髮〔一〕炒、新香附、野菊，碾細，酒調服，盡醉而止。狗咬方，用紫蘇口嚼碎，涂之。又方，用烰炭打碎爲末，敷之。

瘡癬第一百二十

治癬瘡方，用輕粉、雄黄、蛇床子、川槿皮，共爲末，將癬刮破，醋磨羊蹄根汁調涂。治癬瘡方，用蘆薈、大黄爲末，敷之。又方，用羊蹄禿菜根，好醋磨敷。又方，用巴豆、萆麻子皆去殼，各十四個，斑蝥七個，以香油二兩，熬黑色，去渣，入蘆薈末三錢，白蠟五錢，慢火再熬成膏，瓷器收貯。用時將癬微刮破，然後涂藥，過

〔一〕「頭髮」：《丹溪心法·救急諸方九十八》作「胎髮」。

夜略腫則愈。
治大人、小兒疥瘡，猪牙皂角去皮，白礬枯過，輕粉、胡椒各少許，共爲末，加樟腦燭油同搗匀，臨晚搽擦。若是櫻桃瘡、膿窠瘡，去胡椒。
瘡有三種膿胞瘡，治熱爲主。
黄芩　黄連　大黄　寒水石　蛇床各三錢　硫黄　黄丹各五分　枯礬一錢　無名異　白芷各七分　檳榔一個　輕粉一錢二分　木香如痛用少許
右末，香油調敷。
沙瘡，殺蟲爲主。
蕪荑二錢　剪草一錢　蛇床子二錢　白礬一錢　枯礬一錢　吴茱萸一錢　蒼术半兩　厚朴皮五分　雄黄五分　寒水石二錢　黄柏一錢　輕粉十盏
右爲末，油調搽。
癩疥瘡，春天發焦疥，開鬱爲主，宜抓破敷。
白礬二錢　吴茱萸二錢　樟腦五分　輕粉十盏　寒水石三錢五分　蛇床子三錢　黄柏一錢　大黄一錢　硫黄一錢　檳榔一個

右爲末，油調搽敷。

疥瘡：

蕪荑半兩　貫衆一〔一〕兩　枯白礬五錢　軟石膏五錢　大黄五錢　硫黄二錢半　雄黄二錢半　樟腦半兩，另入

右末之，香油調敷，須先洗瘡去痂，敷之。

瘡藥：膿窠，治熱燥濕爲主，用無名異；乾癢，開鬱爲主，用吴茱萸。蟲瘡如癬狀，退熱殺蟲爲主，用蕪荑、黑狗脊、雄黄、硫黄、水銀、殺蟲。白礬、除癢。樟腦、透肉，一分。松香、頭上多加。大黄、方解石、一分。黄連、蛇床。定癢殺蟲。膿腫濕多，加松皮灰；腫多，加白芷開鬱；痛多，加白芷、方解石；蟲多，加藜蘆、斑蝥；癢多，加飛礬；濕多，加香油調。陰囊瘡，多加茱萸；乾疥〔二〕，出血多，加大黄、黄連，猪脂調；蟲多，隨意加錫灰、蕪荑、檳榔殺蟲。紅色，加黄丹；青色，加青黛。

〔一〕「一」：明刻本作「二」。
〔二〕「疥」：《丹溪心法·諸瘡痛八十四》作「癢」。

瘡在上，多服通神散；瘡在下，多在臟，須用下。脚腫，用血分濕熱藥。

治濕多瘡藥：

牡蠣二兩　蛇床一兩　白芷一兩　川椒三錢　寒水石五錢　輕粉二十盏　雄黄五錢

吴茱萸二錢半

右爲細末，香油調敷。

貼人身灸瘡不收口膏藥：黄連、甘草節、白芷、丹油。

疥藥　蛇床一兩　硫黄一錢半　輕粉二十帖　青礬一錢半　明礬一錢　黄丹一錢半

五倍一錢半，略炒黄色

右爲細末，香油調敷，忌見燈火，大效。

疥瘡藥　用硫黄、肉豆蔻爲末，香油調敷。

治馬鞍上打破成瘡，鷄卵清攤作膏藥，貼之，令其愈後自脱。

治癬方　川槿皮、檳榔，先抓破，用好醋磨涂。又方，治腎囊濕癢，用密陀僧、

乾薑、滑石，爲末，糁上。又方，先以吴茱萸煎湯洗，次用後藥。

茱萸五錢　寒水石三錢　黄柏一錢半　大黄二錢半　樟腦三錢　蛇床子三錢　輕粉一

枯礬三錢 硫黄二錢 檳榔三錢 白芷三錢

盞

右爲末，敷之。

治頭瘡方 猪油二錢半，半生半熟 雄黄二錢半 水銀二錢半

右研和匀，敷瘡上。

又方

川芎 酒芩五錢 芍藥五錢，酒 陳皮五錢 白术五錢，酒 當歸一兩半，酒 天麻七錢半，酒 蒼耳七錢半 黄柏四錢，酒 粉草四錢，酒 防風三錢

右末之，水蕩起，煎服，日四五次服之，服了睡片時。

蟲毒第一百二十一

治九里蜂毒，即瓠蜂是也。用皂莢鑽孔，貼在蜂叮處，就皂莢孔上，用艾灸三壯，即安。治蜈蚣咬，用全蝎炙，如九里蜂法。治一切蛇，用金綫重樓，以水磨少許，敷咬處，又爲細末，酒調飲之。又方，用烏桕樹葉、魚腥草、地松即皺面草、草

決明，但得一件，細研敷咬處，亦佳。治蜈蚣毒，嚼人參涂之。又方，蜘蛛安傷處，效。急將蛛投水中，以活其命。

中毒第一百二十二

解蕈毒，用木香與青皮等分，作湯飲之。解衆藥毒，用五倍子二兩重，研細，以無灰酒温調服之。如毒在上即吐，在下即瀉。食毒馬牛肉，用大甘草四兩，研末，以無灰酒調服盡，病患須臾大吐大瀉。如渴，不可飲水，飲水必死。又方，治蕈毒，石首魚頭，服之，即白鮝頭也。

狐氣第一百二十三

治狐氣方，硇砂、密陀僧、明礬、銅青、白附、辰砂。右先以皂角湯洗二三次，後敷上，不過三次全好〔一〕。又方，於前藥中加黄丹、水銀，用白梅肉蘸末擦之。又方，飛黄丹、密陀僧、枯白礬，以蒸餅蘸末擦之。

〔一〕「過三次全好」：原脱，據明刻本補。

卷七　婦人科

經病第一

經水，陰血也，陰必從陽，故其色紅，稟火色也。上應於月，其行有常，名之曰經。爲氣之配，因氣而行。成塊者，氣之凝；將行而痛者，氣之滯；來後作痛者，氣血俱虚；淡色者，亦虚，血少而有水以混之也；錯經妄行者，氣之亂；紫者，氣之熱；黑者，熱之甚也。今見紫黑作痛者、成塊者，率指爲風冷所乘，而行温熱之劑，誤矣。設或有之，亦千百之中一二耳。經水黑者，水之色；紫者，黑之漸，由熱甚，必兼水化。此亢則害，承乃制也。經候將來而作痛者，血實也，一云氣滯，用桃仁、香附、黄連之類。未及期而作疼者，亦氣滯也。過而作疼者，虚中有熱也。四物加芩、連。一云氣血虚也，八物湯加減。過期而作疼者，亦虚而有熱也。不及期而來者，血熱也。一云氣血俱虚，四物加芩、連之類。肥人兼痰治。過期者，血少也，芎、歸、參、术及痰藥。經不調而血水淡白者，宜補氣血，參、术、芎、歸、黄芪、香附、芍藥。腰痛加膠珠、艾葉、玄胡索。經水過期，紫黑有塊者，血熱也，必作痛。四物加香附、黄連之類。經水過期淡色者，痰多也。用二陳湯加川芎、當歸。經水紫色成塊者，熱甚也，四物湯加黄連之類。經事過期不行，杜牛膝擣汁大半鍾，以玄胡索末一錢，香附末、枳殻末各半錢，調，早服。臨經之時肚痛，用抑氣散，其方以四物湯加陳皮、玄胡索、牡丹皮、甘草。如痛甚者，豆淋酒；痛少，童便煮莎，入少條芩，爲丸子服。經水黑色，口渴倦怠，形短色黑，脈不匀似數，用炒黄芩三錢，甘草二錢，赤芍藥、香附五錢，作丸服。又方，伏龍肝、百草霜末之，糊爲丸。有痰多占住血海地位，因而下多者，目必漸昏，肥人如此，用南星、香附、川芎、蒼术作丸服。肥人不及日數而多者，痰多血虚有熱，南星、白术、蒼术、黄連、香附、川芎，末之，爲丸。血枯經閉者，四物湯加桃仁、紅花。肥人身軀脂滿經閉者，導痰湯加川芎、黄連，不可用地黄，泥膈故也。如用，以生薑汁炒之。

交加地黄丸 治婦人經水不調，血塊氣痞，肚腹疼痛。

生地黄一斤 老生薑一斤 玄胡索 當歸 川芎 白芍藥各二兩 没藥 木香各一兩 桃仁去皮尖 人參各一兩半 香附子半斤

右爲末，先以薑汁浸地黄，薑渣以地黄汁浸，各以汁盡爲度。右十一味作一處，日乾爲細末，醋糊爲丸，空心，薑湯下。

月水不通，厚朴三兩，水三升，煎一升，分三服，空心服。經水不通，皆因寒搏於内，四物湯加蓬术製、乾薑各一塊，生薑三片，煎服，室女去乾薑。經候多如崩者，四物湯一帖，香附末三錢，炮乾薑一塊，甘草少許，粟米百餘粒，煎，分二服，空心服。經候行先腹痛，《局方》七氣湯送來復丹半帖。經水去多不能住者，以三補丸加莎根、龜版、金毛狗脊。經水過多，黄芩炒、白芍藥炒、龜版炙各一兩，黄柏炒三錢，椿皮七錢半，香附二錢半。右末之，酒糊丸。經血逆行，或血腥，或唾血，或吐血，用韭菜汁服，立效。

一人積痰，傷經不行，夜則妄語，以瓜蔞子一錢，黄連半錢，吴茱萸十粒，桃仁五個，紅麯些少，砂仁三錢，山楂一錢。右末之，以生薑汁炊餅丸。

一人陰虚，經脈久不通，小便短澀，身體疼痛，以四物湯加蒼术、牛膝、陳皮、生甘草。又用蒼莎丸加蒼耳、酒芍爲丸，煎前藥吞之。

因熱，經候先行於常時，用四物湯加芩、連、香附。經行之先作痛者，小烏沉湯加枳殼、青皮、黄芩、川芎，氣實者用之。右煎，空心服。

胎孕第二

一婦人但有孕，至三個月左右必墮，其脈左手大而無力，重則澀，知其血少也。以其妙年，只補中氣，使血自榮。時初夏，教以濃煎白术湯下黄芩末一錢，與數十帖，得保全而生。因思之，墮於内熱而虚者，於理爲多，曰熱曰虚，當分輕重。蓋孕至三月，上屬相火，所以易墮，不然何以黄芩、熟艾、阿膠等爲安胎藥邪？

婦人經候三月，驗胎法：川芎生末，空心，濃湯調下一匙，腹中微動是有胎。

産前當清熱養血。産婦胎前八九個月，因火動胎，逆上作喘者，急可用條芩、香附之類爲末，調下。將條芩更於水中，取沉重者用。

固胎　地黄半錢　當歸身尾　人參　白芍藥　陳皮以上各一錢　白术一錢半　黄芩　川芎各半錢　黄連　炒柏各少許　甘草三分　桑上羊兒藤七葉，圓者，即金銀藤　糯米十四粒

右㕮咀，煎服。血虚不安者，用阿膠；痛者，用縮砂。

束胎丸　第八九個月服之。

黄芩夏一兩，春秋七兩，冬半兩，酒炒　陳皮一兩　白术二兩，忌火　茯苓七錢半，忌火

右爲末，粥丸。

束胎飲　大腹皮三錢　人參半錢　陳皮半錢　白术一兩　白芍藥一錢　紫蘇莖葉一錢　炙甘草三分　當歸身尾一錢

或加枳殻、縮砂。

右作一帖，入青葱五葉，黄楊樹葉梢七個，煎，食前服。於第八九個月服十數帖，甚得力。或夏加黄連，冬不必加，春加川芎。或有别證，以意消息之。

第九個月服：

黄芩一兩，怯弱人不宜凉藥，減半用　枳殻炒，七錢半　白术一兩　滑石七錢半。臨月十日前，小便少時，加此一味。

右爲末，粥丸桐子大，每服三十丸，空心熱湯下。不可多服，恐損元氣。中加炙甘草二分，煎，食前服。亦名束胎飲。

達生散　九個月服起亦不妨，服三五十帖，腹不痛而易産。

黄芩　人參　白术　滑石　枳殻　黄楊頭　香附米　陳皮　甘草　大腹皮　紫蘇　白芍藥

春加川芎，氣虚倍參、术，氣實倍香附、陳皮，血虚倍當歸、地黄，形實倍紫蘇，性急倍黄連，熱多倍黄芩，濕痰倍滑石，加半夏，食積倍加山楂，食後易飢倍黄楊頭，有熱加芩，夏亦加之，有痰加半夏，腹痛加木香、官桂，監以黄芩，冬月不用芩。

安胎丸　白术　黄芩　炒麯

用粥丸。

黄芩安胎，乃上中二焦藥，能降火下行也。縮砂安胎，治痛行氣故也。産前安胎，白术、黄芩妙藥也。茺蔚子活血行氣，有補陰之妙，故名曰益母草。胎前無滯，産後無虚，以其行氣中有補也。妊娠四五月，忽腹絞痛，大棗十四個，燒焦爲末，童便調下。胎動不安，或但腰痛，或胎轉搶心，或下血不止，艾葉鷄子大，酒四升，煮二升，分二服，大妙。胎動腹痛，子死不知，服此藥活則安，死則下。當歸四兩，川芎九兩，酒四升，煮三升服之。胎氣不和，上凑心腹，脹滿疼痛，謂之子懸。又治臨産驚恐氣結，連日不下。一方紫蘇飲，用紫蘇連莖一兩，當歸七錢，人參、川芎、白芍藥、陳皮各半兩，甘草三錢，大腹皮半兩，薑四片，葱七寸，煎，空心服。妊娠衝動不安，縮砂不以多少，慢火炒熟，去皮，爲末，熱酒調下，覺腹中胎動處極熱，即胎安，神效。胎死腹中，其母氣絶，□□□□〔一〕服之，又益母草汁服之，立下。倒産，子死腹中，當歸末酒調服。子死腹中，母欲氣絶，以伏龍肝爲末，水調服。又方，朱砂一兩，水煎數沸，爲末，酒調服，立效。日月未滿欲産，搗菖蒲汁二升，灌喉中。妊娠，從脚連腹腫滿，小便不利，微渴，猪苓五兩爲末，熟水服方寸匕，日三

〔一〕「□□□□」：《證類本草》引梅師方作「水銀三兩」。

服。妊娠咳嗽，貝母炒爲末，砂糖和末丸，夜含化，妙。妊娠傷食，難爲用藥，惟木香丸、白术散穩當，須忌口。

經聚而孕成者，恐有胎氣不安，或腹微痛，或腰間作疼，或飲食不甘美，以安胎飲療之。

白术一錢　人參半錢　當歸一錢　白芍藥一錢　熟地黄一錢　川芎五分　陳皮五分　甘草三分　縮砂二分　紫蘇三分　條芩五分

右作一帖，薑一片，水煎，食前服。此藥五七個月後常服數帖，可保全産婦始終。七八個月服此藥，或加大腹皮、黄楊頭七枚，尤妙。

坐褥之月，全身當歸一錢，川芎一錢，白芷五分，條芩一錢，陳皮一錢，香附一錢，甘草三分。右煎湯，調益元散一錢，體虚人加人參一錢。

子懸，腹脹，及肚痛胎痛，護胎，紫蘇飲。子腫，濕多，山梔炒，一合，米湯吞下。《三因方》中有鯉魚湯，治妊娠腹大，間有水氣者。白术五兩，白芍藥、當歸各三兩，茯苓四兩。右銼，以鯉魚一尾，修事如食法，煮取汁，去魚不用，每服四錢，入魚汁一盞半，薑七片，陳皮少許，煎服。

初覺有娠，雄黄一兩，縫絳囊帶之，轉女爲男。又方，始以弓弩絃縛腰間，滿二月解却，轉女爲男，秘法不傳。

胎漏屬氣虚、血虚、血熱。

妊娠去〔一〕胎，大麥蘗二兩，水一盞半，煎一盞，温服，分三服。或用蜜調亦可。又方，四物湯加牛膝、蓬术、炮官桂、紅花等分，用水七分，煎至一半，空心服。又方，棗一個，入韶粉一指大，濕紙包煨熟，空心，無灰酒嚼下，一日三四枚。亦下死胎。

下死胎方，以佛手散煎，加麝香當門子三粒，大黄末一錢。重者，加瓦上焙虻蟲、水蛭末服。

子腫，鯉魚湯加參术五苓散。惡阻，從痰治，多用二陳湯入白术末，水丸，隨所好湯水下。又方，香附子二錢，砂仁、茯苓、甘草各一錢，喜辛加丁香，爲末，乾服。懷孕愛物，乃一臟之虚。假如肝臟虚，其肝止能養胎，無餘用也。不能榮肝，肝

〔一〕「去」：原作「安」，據明刻本改。

虚故愛酸物。胎熱，將臨月，以三補丸加香附炒、白芍藥，炊餅丸。又抑熱，以三補丸用地黄膏爲丸。有孕八九月，必須順氣，枳殻、紫蘇莖。

一婦人年近三十，懷孕兩月，病嘔吐，頭眩目暈，不可禁持，以參、术、芎、陳皮、茯苓之藥，五七日愈沉重，脈弦，左爲甚，而且弱。此是惡阻病。因怒氣所激，肝氣既逆，又挾胎氣，參、术之補，大非所宜。只以茯苓湯下抑青丸二十四粒，五帖稍安。其脈略有數狀，口乾苦，稍食少粥則口酸，蓋因膈間滯氣未盡行，教以川芎、陳皮、山梔、生薑、茯苓煎湯，下抑青丸五十粒，十餘帖，餘證皆平，食及常時之半，食後覺易飢。蓋由肝熱未平，則以白湯下抑青丸二十粒，至二十日而安。脈之，兩手雖平和而左弱甚，此胎必墮，此時肝氣既平，參、术可用矣。遂以始之參、术等兼補之，預防墮胎以後之虚，服之一日，其胎自墮，却得平穩無事。

一婦人，形瘦性急，體本無熱，懷孕三月，當盛夏，渴思水，因與四物湯加黄芩、陳皮、生甘草、木通，數帖而安。其後得子，二歲，頓有瘡瘧，蓋孕中藥少，胎毒未消，若生瘡疥，其病自痊，已而驗。

黄芩乃安胎之聖藥也，俗人不知，以爲寒而不敢用，謂温藥可養胎，殊不知以爲產前當清熱，清熱則血循經不妄行，故能養胎。產前用四物湯，若血虚瘦弱之人，勿用芍藥，能伐肝故也，如壯盛者，亦可用之。

產難，氣血虚故也。《格致餘論》甚詳，《大全良方》有藥可選用之。產難之由，有八九個月内不謹者，亦有氣滯而不能轉運者。産婦産畢，須令有力婦人坐於床上，令産婦靠定，坐三兩時，待惡露盡，方可睡下，不然，惡血入心即死矣。又灸法治婦産難，於婦人右脚小指尖頭上，用熟艾炷如小麥，灸五壯，即下。催生方，用白芷、百草霜、滑石爲末，芎歸湯下。亦治胞衣不下，薑汁或酒調。《婦人大全良方》别有藥。易産方，用益母草，六月帶根，曬乾爲末，蜜丸彈子大，臨産時熟水化下，或熬成膏服之，亦妙。催生方，白芷、百草霜，等分爲末，坐褥之際，白湯調服。或與益元散同服，尤妙。又治横生逆産，以童便滴醋調下，更以滚湯浸之，止於一服，頃刻活兩人之命。又方，車前子爲末，酒調服二錢。逆産，子死腹中，當歸末，酒調服。催生方，煎佛手散調益元散，臨時服。寸金散，治産難，敗兔筆頭一枚，燒灰研細，藕汁一盞調下，立産。如産婦虚弱，恐藕汁動風，即用銀盞盛，於火上頓熱，飲。又方，用油、蜜、小便，三味打匀，下産難。或調益母草末，尤妙。産難方，縮砂、醋煮香附、枳殼、甘草、滑石，湯調服。脈細匀者，易産；浮大緩者，氣散難産，生産如拖船過堰一般。又牛膝膏、地黄膏治産難。臨産下痢，梔子不以多少，燒灰細末，空心熱水調一匕，甚者不過五服。當産寒月，臍下脹滿，手不可犯，寒入産門故也。服仲景羊肉湯，二服愈。催生方，將産時吞下馬檳榔，須臾兒生，兩手各掌一粒而出。世之難産者，往往見於鬱悶、安逸、富貴奉養之人，貧賤者鮮有之。古方瘦胎飲一方，恐非至論。予族妹，苦於難産，遇胎則觸去之，予甚憫焉。視其形肥，而勤於女工，知其氣虚，久坐不運而愈弱。兒在胞胎，因母氣虚不能自運耳。當補其母之氣，則兒健易産。令其有孕至五六個月來告，遂於《大全良方》紫蘇飲加補氣藥，與之數十帖，因得男，甚快。因以此方隨母之性禀與時令加減，服者無不應，臨蓐時不覺痛，産母亦無病，因名其方曰達生散云。

産後第三

至哉坤元，萬物資生，理之常也。初産之婦，好血未必虧，污血未必積，臟腑未必寒，何以藥爲？飲食起居，勤加調護，何病之有？或有他病，當求起病之因，病在何經，氣病治氣，血病治血，何《局方》不審，而海制黑神散之方哉！

予每見産婦之無疾者，必教以却去黑神散，與大鷄子、火鹽諸般肉食，且與白粥將理，間以些少石首魚，煮令甘淡食之。至一月之後，方與少肉，鷄子亦須豁開煮之，大能養胃袪痰。

産後調理藥：當歸一錢　川芎一錢　白芷　官桂　莪术　牡丹皮俱五分　茯苓一錢　甘草三分

右煎服之。腹痛加玄胡索，發熱加黄芩、柴胡，食不進加縮砂、陳皮。

清魂散　治産後血暈。

蘇木半兩　人參一兩　童便

右三味，以水酒共煎服。

産後血暈，乃虚火載血，漸漸而來，用鹿角燒灰，出火毒，研極細末，好酒調，灌下即醒，行血極快。又方，韭葉細切，盛於有嘴瓶中，以熱醋沃之，急封其口，以嘴塞産婦鼻中，可愈目眩。産前母滯，産後母虚，産後當大補血，雖有雜證，以末治之。產後一切病，不可發表。

產後補虚：人參　白术各一錢　黄芩半錢，一本作黄芪　陳皮五分　川芎五分　炙甘草三分　當歸身尾五分　有熱加乾薑三分，茯苓一錢。

產後消血塊：滑石三錢　没藥三錢　麒麟竭二錢，無麒麟竭，牡丹皮代之，用一錢

右爲末，醋糊丸。

產後惡露不下，以五靈脂爲末，神麯糊丸，白术、陳皮湯下。麒麟竭、五靈脂，消產後血塊極好。產後惡露不盡，小腹痛，用五靈脂、香附末，和醋爲丸，甚者入桃仁不去尖。產後腹痛發熱，必有惡血，當去之。產後發熱，增損四物湯。產後七八日，因大驚恐而發熱，嘔逆，吐痰甚多，嘔則汗出，八物湯加黄芪，小腹并痛加桂。產後中風，切不可作風治。產後中風，用荆芥穗炒、當歸，等分爲末，每服二三錢，豆淋酒下。亦治血暈。產後血迷血暈，服清魂散：澤蘭葉、人參各二錢半，荆芥一兩，川芎半兩，甘草二錢。右末之，湯酒各半調服。產後腹痛，或自利者，服青六丸，用補脾補血藥湯送下。產後泄，用白术、川芎、茯苓、乾薑、黄芩、滑石、陳皮、白芍藥炒，㕮咀，煎服。產後大發熱，必用乾薑，輕用茯苓，淡滲其熱。一應苦寒發表之

藥，皆不可用。或曰：大熱而用乾薑，何也？曰：此熱非有餘之熱也，乃陰虚生内熱耳，故以補陰藥大劑補之。而乾薑能入肺利肺氣，入氣分引血藥生血，勿獨用，必與補陰藥同用。此造化自然之妙，非天下之至神，其孰能與於此！産後發熱惡寒，皆血氣虚。左手脈不足，補血藥多於補氣藥；右手脈不足，補氣藥多於補血藥。産後惡寒發熱，腹痛者，當去惡血。益母草即茺蔚子，治胎前産後諸病。産後如服四物湯，勿用白芍，以其酸寒伐生發之氣也。壯盛者亦可用。産後無乳，通草、瞿麥、桔梗、青皮、柴胡、白芷、赤芍藥、天花粉、連翹、甘草，水煎，食後帶飽，細呷，以一手摩乳房。産後惡寒發熱，無乳者，無子當消乳。麥蘖二兩，炒，研末，湯調，作四帖服。産後水腫，必用大補氣血爲主，少佐蒼术、茯苓，使水自利。産後敗血乘虚流注經絡，腐壞成水，四肢面目浮腫，切不可用導水氣藥，先用五皮散加牡丹皮三五服，次以《局方》調經散二三十帖，效。其血自行而腫消也。

五皮散 五加皮　地骨皮　生薑皮　桑白皮　茯苓皮　加牡丹皮，煎服。

調經散 當歸　肉桂　琥珀各一錢　麝香　細辛各五分　没藥一錢　赤芍一錢

右末五分，薑汁少許，温酒調服。

產後血不止，蒲黄三兩，水三升，煎一升服。產後血暈，心悶氣絶，紅花一兩，上研爲末，分二服，酒二盞煎一盞，并服。口噤者，斡開灌之。產後諸風，蒼耳草汁半盞，温服。牙疼亦可治。產後遍身起粟米粒，熱如火，桃仁爛研，臘月猪脂敷之。產後血暈欲絶者，半夏末，水丸，如大豆大，入鼻孔中，即蘇。下死胎及生子後胞衣未下，麝香半錢，官桂末三錢，温酒送下，須臾如手推出。

一人小產，有形物未下，四物湯加硝。

一婦人年十八，難產，七日後產，大便泄，口渴氣喘，面紅有紫斑，小腹痛脹，小便不通，用牛膝、桃仁、當歸、紅花、木通、滑石、甘草、白术、陳皮、茯苓煎湯，調益母草膏，不減。後以杜牛膝煎濃膏一碗飲之，至一更許，大下利一桶，小便通而愈。口渴，四君子湯加當歸、牛膝，調益母膏。

一婦人產後，驚憂得病，頭重，心胸覺一物重墜，驚怕，身如在波浪中，恍惚不寧。用枳實、麥芽、神麯、貝母、候莎各一錢半，薑黄一錢半，半夏二錢，桃仁、牡丹皮、瓜蔞子各一錢，紅花五分。右末之，薑餅丸，服後胸物消，驚恍未除。後用辰砂、鬱金、黄連各三錢，當歸、遠志、茯神各二錢，真珠、人參、生甘草、菖蒲各一錢半，牛黄、熊膽、沉香各一錢，紅花五錢，金箔一片，膽星三錢。右末之，猪心血丸，服後驚恍減。後用枳實、半夏、薑黄、山楂、神麯、麥芽、陳皮、山梔各五錢，白术一兩。右末之，薑餅丸，服此助胃消食痰。後用牛黄二錢，菖蒲二錢半，朱砂、鬱金各三錢，遠志、琥珀各二錢半，真珠、紅花、沉香各一錢，黄連、人參、膽星、當歸各五錢。右末之，猪心血丸，服此鎮心安神。後用乾漆三錢，炒煙盡，三棱、莪术各七錢半，蒼术、青皮、陳皮、針砂各一兩，厚朴、當歸各半兩，生香附二兩。右末之，炊餅丸。設此方不曾服，倒倉後，服煎藥，白术四錢，陳皮、黄芩、白芍藥、香附子各二錢，茯苓一錢半，當歸、麥門冬、青皮各一錢，枳殼六分，沉香、生甘草各五分。右分作六帖，除胸滿，清熱淡滲。

治婦人兒枕痛，濃煎棠球子，入砂糖調服，立效。胎前産後，多是血虛。

一婦人年近三十餘，正月間新産，左腿右手發搐，氣喘不得眠，口鼻、面部黑氣起，脈浮弦而沉濇，右手爲甚。意其脾受濕證，遂問懷胎時曾大渴思水否，彼云胎三月時，嘗喜湯茶水。遂以黄芩、荆芥、木香、滑石、白术、檳榔、陳皮、蒼术、甘草、芍藥，至四服後，加桃仁，又四服，腹有漉漉聲，大便下者，視皆水晶塊，大者如鷄子黄，小者如科斗，數十枚，遂搐定喘止。遂於藥中去荆芥、檳榔、滑石，加當歸身、茯苓，與其調理血脈，服至十帖而安。

嘗見尿胞因收生者之不謹，以致破損而得淋瀝病。徐氏婦壯年得此。因思肌骨破傷在外者且可補完，胞雖在腹，恐亦可治。診其脈虚甚，因悟曰：難産之人多是血虚，難産之後，氣血尤虚，因用峻補之藥，以术、參爲君，桃仁、陳皮、黄芪、茯苓爲佐，而煎以猪、羊胞中湯，於極飢時與之。每劑用一兩，至一月而安。恐是氣血驟長，其胞可完，若稍遲緩，恐難成功。

血氣爲病第四

一婦人死血，食積，痰飲成塊，或在兩脅間動，或作腹鳴嘈雜，眩運，身熱時發時止。方見第五卷塊條下。

治婦人血海疼痛，當歸一錢，甘草、木香各五錢，香附二錢，烏藥一錢半，作一帖，水煎，食前服。女人血氣痛，酒磨莪术服之。

一婦人血塊如盤，有孕難服峻劑，香附四兩，醋煮桃仁一兩去皮尖，海石醋煮二兩，白术一兩，神麯糊爲丸。女人血氣刺心，痛不可忍，木香末，酒調服。血氣入腦，頭旋悶不知人，蒼耳嫩心，陰乾爲末，酒調服之。

一婦人腹中癥瘕作痛者，或氣攻塞，用香附一兩醋煮，當歸一兩，白三棱一兩炮，黑三棱一兩炮，黑莪术一兩，没藥、乳香、川芎各五錢，昆布、海藻以上各一兩，炒，檳榔五錢，青皮一兩去穰，乾漆五錢炒盡煙，木香、沉香、縮砂各五錢。右爲末，米醋打糊爲丸，如桐子大，每服六七十丸，空心，白湯、鹽湯隨下，忌生冷油膩。治血氣腰腹痛，當歸、玄胡等分，爲粗末，每服三錢，薑三片，煎服。

治一切瘀血爲病方，香附四兩醋煮，桃仁、瓦壟子二兩醋煮一日一夜，煅，牡丹皮、大黄酒蒸、當歸、川芎、紅花各五錢。右爲末，炊餅丸。月水不通、腹中撮痛，台烏二兩，當歸、莪术各一兩，爲末，空心，酒下二錢。

一婦人兩月經不行，腹痛發熱，行血凉血，經行病自愈。四物湯加黄芩、紅花、桃仁、香附、玄胡索之類。

一婦人年四十餘，面白形瘦，性急，因有大不如意，三月後乳房下肋骨作一塊，漸漸長掩心，微痛膈悶，飲食減四分之三，每早覺口苦，兩手脈微而短澀。予知其月經不來矣，爲之甚懼，勿與治。思至夜半，其婦尚能出外見醫，梳妝言語如舊，料其尚有胃氣，遂以人參、术、歸、芎，佐以氣藥，作一大服，晝夜與四次，外以大琥珀膏貼塊上，防其塊長。得一月餘，服補藥百餘帖，食及平時之半，仍用前藥。又過一月，脈漸充，又與前藥，吞潤下丸百餘粒，月經行，不及兩日而止，澀脈減五分之四。時天氣熱，意其經行時必帶紫色，仍與前藥加三棱〔一〕，吞潤下丸，以抑青丸十五粒佐之。又經一月，忽塊已消及一半，月經及期，尚欠平時半日，飲食甘美如常，但食肉不覺爽快，予令止藥，且待來春木旺時，再爲區處。至次年六月，忽報一夜其塊又〔二〕作，比舊又加指半，脈略弦，左略怯於右，至數平和。自言飽食後則塊微悶，食行却自平。予意必有動心事激之，問而果然。仍以前藥加炒芩、炒連，以少木通、生薑佐之，去三棱，煎湯，吞潤下丸，外以琥珀膏貼之，半月經行，氣塊散。此是肺金

〔一〕「棱」：明刻本其下有「醋炒」二字。
〔二〕「又」：明刻本作「大」。

因火所爍，木稍勝土，土不能運，清濁相干，舊塊輪廓尚在，皆由血氣未盡復也。濁氣稍留，舊塊復起，補其血氣，使肺不受邪，木氣伏而土氣正，濁氣行而塊散矣。

一婢性沉多憂，年四十，經不行三月矣。小腹當中一塊，漸如炊餅，脈皆澀，重稍和，塊按則痛甚，試捫之高半寸，與千金消石丸。至四五次，彼忽自言乳頭黑且有汁，恐是孕。予曰：澀脈無孕之理。又與兩帖，脈稍大豁。予悟曰：大峻矣！令止藥，以四物湯倍白术，以陳皮、炙甘草爲佐，至三十帖，候脈充，再與硝石丸四五次，忽自言塊消一暈，便令勿與。又半月，經行痛甚，下黑血近半升，内有如椒核者數十粒，而塊消一半。又來索藥，曉之曰：塊已破，勿再攻，但守禁忌，次月經行，當自消盡。已而果然。

崩漏第五

氣虚，血虚，血熱，血崩。東垣有治法，但不言熱，其主在寒，學人宜再思之。

《經》曰：陰虚陽搏謂之崩，觀此可知矣。

急則治其標，白芷湯調百草霜，甚者，棕櫚皮灰，極妙，後用四物湯加甘草、生薑調理。因勞者，用參、芪帶昇補藥；因寒者，乾薑；因熱者，黄芩。崩過多者，先用五靈末一服，當分寒熱。五靈脂能行能止。

一婦血崩，用白芷、香附，等分爲末，作丸服。又方，用生狗頭骨燒灰存性，酒調服，或入藥服之。又方，五靈脂半生半熟，爲末，酒調服。氣虚、血虚者，皆以四物湯加參芪。漏下乃熱而虚，四物湯加黄連。治崩漏，四物湯加香附、白芷、黄芩、阿膠、乾薑。又有血熱崩者，用大劑解毒湯。治血崩，四物湯調蒼耳灰服之。有大驚恐而崩漏者，多因氣所使而下。香附炒至黑一錢，白芍藥一錢炒，川芎五分，熟地黄一錢，黄芪五分，白术一錢，地榆五分，蒲黄五分炒，人參五分，升麻三分，當歸一錢，煎服。甚者，調棕毛灰一錢服。崩中血不止，生薊根汁服半升定止。又方，香附炒焦黑色，爲末，二兩，蓮殼五個，燒灰爲末，每服三錢，陳米湯調送《局方》震靈丹十數粒。又方，黄芩爲末，燒秤錘淬酒調下。

無故尿血，龍骨末之，酒調下方寸匕。

淋澀第六

諸淋不止，小便赤澀，疼痛轉胞，用酸漿草嫩者，洗净，絞汁一合，酒一合，和，空心服之，甚妙。小便澀病，牛膝五兩，酒三升，煮半升，去滓，作三服。亦兼治血結堅痛。血淋，竹茹一握，煎湯，空心温服，立效。

轉胞第七

過忍小便，致令轉胞，滑石末，葱頭湯，調下二錢。

一婦人年四十，懷妊九個月，轉胞，小便不出三日矣。下脚急腫，不堪存活，其脈悴，右澀而左稍和。蓋由飽食而氣傷胎系，弱不能自舉而下遂，壓着膀胱，轉在一偏，氣急爲其所閉，所以竅不能出也。轉胞之病，大率如此。予遂製一方，補血養氣，既正胎系，自舉而不墜，方有可安之理。用人參、當歸身尾、白芍藥、白术、帶白陳皮、炙甘草、半夏、生薑，濃煎湯，與四帖。至次早天明，以四帖藥滓作一服煎，强令頓飲之，探喉令吐此藥湯，小便大通黑水後，遂以此方加大腹皮、枳殼、青葱葉、縮砂仁，作二十帖與之，以防産前、産後之虚。果得就蓐平安，産後亦健。

一婦人懷胎，患轉胞病，兩脈似澀，重則弦，左稍和。此得之憂患，澀爲血少氣多，弦爲有飲。血少則胎弱而不能自舉，氣多有飲，中焦不清而隘，則胎知所避而就下，故喜墜。以四物湯加參、术、半夏、陳皮、生甘草、生薑，煎，空心飲，隨以指探喉中出藥汁，候少頃氣定，又與一帖，次早亦然，至八帖，安。此法恐不中，後又治數人亦效，未知果何如也。

帶下赤白第八

主濕熱。赤屬血，白屬氣屬痰。

帶漏，俱是胃中痰積流入膀胱。膀胱宜用昇舉，無人知此。肥人多是濕痰，海石、半夏、南星、蒼术、炒柏、川芎、椿根皮、青黛。瘦人帶病少，如有帶者是熱，黄柏、滑石、椿皮、川芎、海石、青黛，作丸服〔一〕。又方，椒目爲末，米飲調下。甚者，上必用吐，以提其氣，下用二陳湯加蒼术、白术，仍用瓦楞子。又云，赤白帶皆屬於血，但出於大腸、小腸之分。一方，黄荆子炒焦爲末，米飲調，治白帶，亦治心痛。羅先生法或十棗湯、或神祐丸，或玉燭散，皆可用，不可峻攻。實者，可用此法。血虚者，加減四物湯；氣虚者，以人參、陳皮、白术間與之；濕甚者，固腸丸，樗根白皮二兩炒，滑石一兩，爲末，研，粥爲丸；相火動者，諸藥中少加炒黄柏；滑者，加龍骨、赤石脂；滯者，加葵花；性躁者，加黄連。寒月少入薑、附。隨機應變，必須斷厚味。又方，用良薑、芍藥、黄連各二錢半，燒灰，入椿皮一兩，右爲末，粥丸，米飲下。痰氣帶下者，蒼术、香附、滑石、蛤粉、半夏、茯苓。

一婦人白帶兼痛風，半夏、茯苓、川芎、陳皮、甘草、蒼术米泔浸、南星、黄柏酒洗曬乾、牛膝酒洗。

一婦人上有頭風鼻涕，南星、蒼术、酒芩、辛夷、川芎；下有白帶，南星、蒼

〔一〕「作丸服」：明刻本無。

术、黄柏、炒焦白术、滑石、半夏、牡蠣。

粉白帶方 龜版 梔子各二兩 炒柏一兩 白芍藥七錢半 香附五錢 乾薑二錢半 山茱萸 苦參 椿皮各五錢 貝母三錢半

右末之，酒糊丸。

赤白帶方 酒炙龜版二兩 炒柏一兩 炒薑一錢 梔子二錢半

右末之，酒糊丸，日服二次，每服七十丸。

有孕白帶方 蒼术三錢 白芷二錢 黄連炒，一錢半 黄芩三錢，炒 黄柏一錢，炒 白芍藥二錢半 椿根皮一錢半，炒 山茱萸一錢半

治結痰白帶，以小胃丹，半飢半飽，津液下數丸，候鬱積開，却宜服補藥。白术一兩，黄芩五錢，紅白葵花二錢半，白芍藥七錢半。右末之，蒸餅丸，空心煎四物湯下二十丸。白帶，須用滑石、南星、黄柏、條芩。固腸丸，治濕氣下利，大便血，白帶，去胃腸陳積之候。用此以燥下濕。亦不可單用，看病作湯，使椿白皮炒爲末，糊丸。

又方 凉而燥。

椿白皮四兩　滑石二兩

爲末，粥丸。

治白帶，因七情所傷而脈數者：

黄連五錢，炒　扁柏五錢，酒蒸　黄柏五錢，炒　香附一兩，醋炒　白术一兩　白芷二錢，燒灰存性　椿皮二兩，炒　白芍藥一兩

右粥丸服。

治赤白帶，濕勝而下者：

蒼术一兩，鹽炒　白芍藥一兩　枳殻三錢　椿白皮三兩，炒　乾薑二錢，煨　地榆五錢　甘草三錢　滑石一兩，炒

右末之，粥丸，米飲下。

治婦人赤白帶下，先以四物湯加減與之，次用破舊漆器燒灰存性，爲末，無灰酒調五錢，空心，一服止。

又方　治帶病年深，久不瘥者：

白芍藥三兩　乾薑五錢

右炒黄色爲末，空心，米飲服二錢。

帶病，漏下五色，羸瘦者，燒鱉甲令黄色爲末，空心，米飲調二錢。

一婦人體肥帶下，海石四兩，南星、黄芩、蒼术、香附各三兩，白术、椿根皮、神麯各一兩半，當歸二兩，白芷一兩二錢，川芎一兩二錢半，茯苓一兩半，白芍藥、黄柏各一兩，滑石一兩半。右末之，神麯糊丸。

帶下病，主乎濕熱。白葵花治白帶，赤葵花治赤帶。帶下病，多者與久者，當於濕熱藥中兼用昇舉，性躁者，加黄連。

子嗣第九

肥者不孕，因軀脂閉塞子宫，而致經事不行，用導痰之類；瘦者不孕，因子宫無血，精氣不聚故也，用四物養血、養陰等藥。

予侄女形氣俱實，得子之遲，服神仙聚寶丹，背發癰疽，證候甚危。診其脈數大而澀，急以四物湯加減百餘帖，補其陰血，幸其質厚，易於收救。質之薄者，悔將何及！

斷胎法第十

用白麵麯一升，無灰酒五升，煮至三升半，絹濾去滓，分三服。候前月期將來日，晚間一服，次早五更一服，天明又一服，經即行，終身絶孕矣。

婦人雜病第十一

大凡一應雜病，與男子同治。

婦人陰腫，用枳實半斤，銼，炒令熱，故布帛裹熨，冷則易之。陰中惡瘡，好硫黄末敷之，極妙。濕泡可加鉛粉。又方，枯礬爲末，敷之。男陰亦用此也。婦人隱處疼痛，炒鹽，以青布裹熨之。陰冷，用母丁香爲末，縫紗囊如小指大，實藥末，納陰中，愈。温中藥，蛇床子末，白粉少許，和勻如棗大，綿裹納之。小便出大便，五苓散分利水穀。夢與鬼交，鹿角末酒調服。婦人髮不黑，芭蕉油涂之。婦人風瘙癢，癮疹癢不止，用蒼耳花果〔一〕子爲末，豆淋酒飲二三錢。《大全良方》論婦人夢與鬼交通者，由臟腑虚，神不守，故鬼氣得爲病也。其狀不欲見人，如有對語，時獨言笑，時或悲泣是也。脈息遲伏，或爲鳥啄，皆鬼邪爲病〔二〕。又脈來綿綿，不知度數者，顔色不變，此亦是其候也。夫鬼無形，感而遂通。蓋因心念不正，感召其鬼，附邪氣而入體，與神相接，所以時見於夢。故治之之法，大抵用朱砂、麝香、雄黄、鬼箭、虎頭骨，闢邪之屬，可愈也。

〔一〕「果」：明刻本作「葉」。
〔二〕「爲病」：明刻本作「之脈」。

卷八　小兒科

錢氏方，乃小兒方之祖，其立例極好，醫者能守而增損之，用無不驗。治小兒雜病，其藥品與大人同者多，但不可過劑耳，兹故不贅。乳下小兒，常濕熱多。小兒食積、痰熱、傷乳爲病，大概肝與脾病多。小兒易怒，故肝病最多，肝只有餘，腎只不足。病因有二，曰飽曰暖。小兒冬月易受寒，夏月易受熱。

初生第一

兒在胎中，口有惡物，生下啼聲未出，急用綿裹指拭凈，後用甘草法。小兒初生，休與乳，取甘草一指節長，炙脆，以水二合煎，蘸兒口中，可蜆殼止。兒當快吐胸中惡汁，待後兒飢渴，更與兩服，不吐，盡一合止。得吐惡汁後，兒智慧無病。兒生三日開腸胃，研粳米濃水飲。如乳兒，先與豆許含之，頻與二豆許，六七日，可與哺之。兒生下時，以猪膽一個，水五升，煎四升，澄清，浴兒，無瘡疥。生下不飲乳，小便不通，乳汁三合，葱白一寸，分四破，銀石器煎濃，灌之立愈。小兒生下七日，忽患臍風撮口者，百無一活。凡此時，當舌上有泡子如粟米狀，以温湯蘸帛乾擦破便安，如神。生下舌有膜，如榴子連於舌根，令兒語言不發，可摘斷，微有血，如血不止，燒髮灰滲之。又白礬灰、釜底墨，酒調敷。生十日，口噤，牛黄少許，細研，淡竹瀝調一字，猪乳和酒，滴入口中。兒生百日之内，傷風鼻塞，服藥不退，乃是出浴時被風吹，所以有此，用天南星末、薑汁調，貼囟門上，鼻不塞去之。

急慢驚風第二

鎮驚丸 鎮驚寧神，退熱化痰止嗽。

珍珠一錢 琥珀三錢 金箔十片 膽星五錢 牛黄二錢 麝香五分 天竺黄 雄黄各三錢 辰砂三錢半

右末之，薑糊丸，梧子大，每服六丸，薄荷、薑、蜜湯下。

大天南星丸　治急慢驚風，涎潮發搐，牙關緊急，口眼相引等症。

膽星五錢　天麻　人參　防風各二錢半　牛黄　乳香各一錢　朱砂二錢　全蝎十四枚　麝香一錢　腦子五分

煉蜜爲丸，芡實大，荆芥、薄荷湯下。

急慢驚風，發熱口噤，手足心伏熱，痰熱痰嗽痰喘，并用涌法，重劑用瓜蒂散，輕劑用苦參、赤小豆末，復用酸齏汁調服之，後用通聖散蜜丸服之。間以桑樹上桑牛，陰乾研末服，以平其風。桑牛比楊牛，則色黄白者是。治小兒驚而有熱者，人參、茯苓、白芍藥酒炒、白术、生薑，煎服。夏月加黄連、生甘草、竹葉。世有一藥，通治二驚，切不可妄用。

驚有二證，一者熱痰，主急驚，當宜瀉之；一者脾虚，乃爲慢驚所主，多死，治當補脾。急者只宜降火、下痰、養血；慢者只用朱砂安神丸，更於血藥中求之。東垣云：慢驚先實脾土，後散風邪。

黑龍丸　治急慢二證。

膽星一兩　礞石二兩　辰砂三錢　蘆薈　天竺黄各五錢　蜈蚣一錢半，燒灰　僵蠶五錢　青黛五錢

右以甘草膏和丸，如鷄頭大，急驚用薑、蜜、薄荷湯化下，慢驚用桔梗白术湯化下。

小兒未滿月，驚欲作，中風即死，朱砂新水調，濃涂五心，神驗。驚風，用全〔一〕蝎一個，去翅足，薄荷四葉，裹合，於火上炙令葉焦，同研爲末，作四服，湯下。大人風涎，只作一服。胎中受驚，未滿月發驚，用朱砂研細，用牛黄少許，猪乳汁調稀，抹入口中，入麝香尤妙。初驚，用防風導赤散，生乾地黄、川芎、木通、防風、甘草等分，用三錢，竹葉煎服。次〔二〕用寧神膏，麥門冬去心一兩，净，麝香一錢，茯苓〔三〕、朱砂各一兩，右爲末，煉蜜丸小餅子，臨卧薄荷湯化下，夜一餅。老醫嘗言，

〔一〕「全」：原作「内」，據明刻本改。
〔二〕「次」：原作「款」，據明刻本改。
〔三〕「苓」：明刻本作「神」。

小兒驚搐，多是熱證，若便用驚風藥，白附子、全蝎、僵蠶、川烏之類，便是壞證。後有醫科驚藥，只用導赤散加地黄、防風，進三服，導去心經邪熱，其搐便止，次服寧神膏，神效。治急慢驚風，奪命散。痰涎潮壅，滯於咽間，命在須臾，服此無不愈，神效不可盡述。用青礞石一兩，入坩鍋内，同焰硝一兩，炭火煅通紅，硝盡爲度，候冷，藥如金色，取研爲末。急驚風痰發熱者，薄荷自然汁調服；慢驚風脾虚者，以青州白丸子研，煎成稀糊，入蜜調下。治急慢驚風垂死者，亦可教〔一〕灸法。男左女右，於大指上半肉半甲，如箸頭大艾灸三壯。却用辰砂、薄荷、輕粉各半錢，全蝎一個，去翅，巴豆一粒，去油盡，同爲末，每服半字，用米糕屑煎湯調服。如牙關緊者，挑開灌之，口吐涎痰，腹中瀉，即愈。吐瀉後成慢驚，昏睡，手足搐搦，以金液丹五錢，青州白丸子三錢，同研爲末，生薑米飲調下三分。驚風，子母俱可服四君合二陳，加薄荷、天麻、細辛、全蝎。

日月丹 治小兒急慢驚風。

〔一〕「教」：明刻本作「救」。

朱砂一兩　輕粉一兩　蜈蚣一條

右爲末〔一〕，青蒿節内蟲爲丸，如黍米大，每一歲一丸，乳汁送下。

小兒急慢驚風，熱痰壅盛，發熱：北薄荷葉　寒水石各一兩　青黛　白僵蠶　辰砂以上各一錢　全蝎二枚，炒　猪牙皂角五分，炒　槐角五分　防風半錢，梢

右爲末，燈心湯調，乳汁灌之。

角弓反張，眼目直視，因驚而致：南星、半夏、竹瀝、薑汁灌之，灸印堂。急慢驚風致死者，母丁香一粒，口嚼細，人中白刮少許，以母中指血調，擦牙上即蘇。又方，用白烏骨雄鷄血抹唇上，立蘇。

疳病第三

治疳病腹大：胡黄連一錢，去果子積　阿魏一錢半，醋浸，去肉積　神麯二錢，去食

〔一〕「末」：明刻本其下有「以」字。

積　炒黃連二錢，去熱積　麝香四粒

右爲末，猪膽丸如麻子大，每服二十丸，白术湯下。

香蟾丸　治疳，消蟲積、食積、肉積腹脹。

三棱炮　蓬术炮　青皮　陳皮　神麯炒　麥蘖炒　龍膽草　檳榔各五錢　胡黃連　川楝子　使君子　黃連各四錢　白术一兩　木香二錢　乾蟾五個

右爲末，將蟾醋煮，爛搗，再入醋，糊爲丸，粟米大，每服二十丸，米飲下。

肥兒丸　治小兒諸疳積病。

蘆薈另研，三錢　胡黃連三錢　神麯炒，四錢　黃連炒　白术　山楂炒。各五錢　蕪荑炒，二錢半

右爲末，猪膽丸，粟米大，每服十五粒。

蘆薈丸　治五疳羸瘦，蟲咬肚疼腹脹。

蘆薈　胡黃連　木香各二錢半　檳榔二枚　青黛二錢　蕪荑一錢　麝香一字　使君子二十枚　乾蟾一個，酒炙　青皮去穰切，二錢半，用巴豆仁十個同炒焦，去豆不用

右猪膽丸黍米大，米飲下十五粒。

治疳黄食積，白术、黄連、苦〔一〕山楂，等分爲末，麯糊丸，白湯下十五粒。疳羸〔二〕，用五疳保童丸五帖，加蕪荑二錢，使君子、苦楝根各三錢，同爲末，粥糊丸麻子大，每服三十丸，米飲下。又方，端午日取蝦蟆眉脂，以朱砂、麝香末和丸，麻子大，空心，乳下一丸。疳瀉，用赤石脂末，米飲調服半錢。腦疳，眉癢，毛髮作穗，面黄瘦，用鯽魚膽滴鼻中，三五日效。走馬疳，蟬蜕紙燒存性，入麝香少許，爲末，蜜和敷，加枯礬少許尤妙。牙疳，龍骨三錢，輕粉五分，銅緑五分，麝香一字，枯礬二錢。右研細敷之。牙疳，口内并牙齦爛，輕粉一錢，枯礬二錢，柏末三錢，先以帛蘸水洗拭患處令净，用藥乾糁上。

一富家子，年十四歲，面黄善啖易飢，非肉不食，泄瀉一月，脈之兩手皆大，惟其不甚疲倦，以爲濕熱當疲困而食少，今反形瘦而多食，且不渴，此必病蟲作痢也。視大便果蛔蟲所爲，予教去蟲之藥，勿用去積之藥當愈。次年春夏之交，瀉，腹不

〔一〕「苦」：明刻本其下有「參」字。
〔二〕「羸」：原脱，據明刻本補。

痛，口乾，此去年治蟲不治疳故也。遂以去疳熱之劑，濃煎白术湯與之，三日而瀉止。半月〔一〕復見其人甚瘦，教以白术爲君，芍藥爲臣，川芎、陳皮、黄連、胡黄連，入少蘆薈爲丸，煎白术湯下之。禁食肉與甜物，三年當自愈。

痘疹第四

分氣虚、血虚補之。氣虚用參、术、苓、甘，加解毒藥；血虚，四物加解毒藥。酒炒黄連是解毒藥，但見紅點便忌。升麻葛根湯，發得表虚也。吐瀉少食爲裹實，裹實而補，則結癰陷伏。倒靨灰白爲表虚，或用燒人中黄子和方，黑陷甚者，燒人屎。紅活綻凸爲表實，表實復用表藥，則潰爛不結痂。吐瀉、陷伏二者俱見，爲表裹俱虚。痘瘡初出或未出時，見人有患者，宜預服此藥，多者可少，重者可輕。其方用絲瓜近蒂者三寸，連瓜子皮，都燒灰存性，爲末，砂糖拌乾吃，入朱砂末亦可。

〔一〕「月」：原脱，據明刻本補。

解痘瘡毒方，絲瓜、升麻、酒芍藥、生甘草、棠球、黑豆、犀角、赤小豆。

又方，解痘瘡已出未出皆可用：朱砂爲末，蜜水調服，多可減少，少者可無。小兒痘瘡泄瀉發渴，切不可與蜜水、西瓜、紅柿生冷之物，可進木香散，陳文中小兒方内求之。瘡疹未發出證的，以胭脂涂眼眶，不生痘瘡。痘瘡膿潰沾衣者，可用臘月黄牛糞燒灰挹睡，免生痘瘡癰。頭面痘痂剥去，膿血出，以真酥油潤之，免成癬。痘斑瘡，心躁眠不安，升麻煎汁，綿蘸洗拭。痘瘡，氣虚而發不出者，黄芪、人參、酒芍藥、當歸、川芎、酒紅花如豆許、木香、紫草。氣實痰鬱而不發者，蒼术、白芷、防風、升麻、黄芩、赤芍藥、連翹、當歸須。血熱而發得勢甚者，下焦成瘡無皮、口渴，天花粉、黄芩、芍藥、葛根、甘草、石膏、滑石。血氣俱弱而黑陷者，酒芍藥、人參、黄芪、白芷、木香、桂皮、川芎、當歸。血爲濕，頭靨而灰白者，紅花、蘇木、白术、蒼术、芍藥、當歸、川芎，加酒少許。發後爲外惡氣所傷而倒靨，人參、芍藥、連翹、黄芪梢、甘草梢、白芷、酒當歸、川芎、木香少許。凡痘瘡，須分人之清濁，就形氣上取勇怯。黑陷二種，氣虚而不能盡出者，用酒炒黄芪、人參、酒紫草。顔色正，如上法〔一〕，欲成就却淡，色不正者，用芎、歸、芍藥、紅花酒之類。欲成就，却紫色屬熱，用升、葛、芩、連、桂、翹之類，甚者犀角屑，大解痘毒。爐灰白色，静者、怯者，作寒看；齊者、勇者、躁者、焮發者，作熱看。全白色，將靨時如痘殼，蓋因初起時飲水過多，其靨不齊，俗呼爲倒靨，不妨，但服實表之劑。消息他大小便，如大便秘則通大便，如小便閉則通小便。有初起煩躁譫語，狂渴引飲，若飲水，則後來靨不齊，急以凉藥解其標，如益元散之類亦可用。癢塌者，於形色脈上分虛實。實則脈有力氣壯，虛則脈無力氣怯。虛癢，以實表之劑加凉血藥。實癢或大便秘者，以大黄寒凉藥少與之，下其結糞。氣怯輕者，用淡蜜水調滑石末，以羽潤瘡上。疏則無毒，密則有毒，用凉藥解之，雖十數帖亦不妨，後無害眼之患。瘡乾者，便用退火；濕者，便用瀉濕。退火用輕劑，荆芥、升麻、甘葛之類；瀉濕乃肌表間濕，用風藥，白芷、防風之類。痘瘡傷眼，必用山梔、决明、赤芍藥、當歸須、黄芩、黄連、防風、連翹、升麻、桔梗，爲末，作小劑調服。如無光，過百日後，氣血復當自

〔一〕「法」：明刻本其下有「治」字。

明。痘癰多是表實血熱所成，分上下治，一日不可緩也。成膿，必用出凉藥爲主，赤芍藥、甘草節、連翹、桔梗。上引用升麻、葛根，下引用檳榔、牛膝，助以貝母、忍冬草、白芷、瓜蔞之類。大便燥，用大黄；發熱，用黄芩、黄柏。痘瘡黑，屬血熱，凉血爲主；白屬氣虚，補氣爲主；中黑陷而外白，起得遲，則相兼而治。初起時自汗，不妨，蓋濕熱熏蒸而起故也。痘分氣、血、虚、實，以日子守之，多帶氣血不足處。虚則黄芪，生血活血之劑助之，略佐以風藥；實則白芍藥、黄芩爲君，白芷、連翹佐之。若屬寒者，陳氏方亦可用。已發未發，并與參蘇飲爲當。調解之法，大率活血調氣，安表和中，輕清消毒，温凉之劑二者得兼而已。温如當歸、黄芪、木香輩；凉如前胡、甘葛、升麻輩，佐之以川芎、芍藥、枳殼、桔梗、木通、紫草、甘草之屬。初起時自汗不妨，蓋濕熱熏蒸而然。痘癰敷藥：貝母、南星、僵蠶、天花粉、白芷、草烏、大黄、猪牙皂角等分，寒水石倍用。右爲末，醋調敷。

一男子年二十餘，患痘瘡，靨謝後忽口噤不開，四肢强直，不能舒屈，時繞臍痛，痛一陣則冷汗出如雨，痛定則汗止，時止時作，其脈弦緊而急，如直弦狀。詢知此子極勞苦，意其因勞倦傷血，且山居多風寒，乘虚而感之，後因痘出，其血又虚，當用温藥養血，辛凉散風，遂以當歸身、白芍藥爲君，以川芎、青皮、鈎藤爲臣，白术、陳皮爲佐，甘草、桂皮、南木香、黄芩爲使，加以紅花少許，煎服而愈。

予從子六七歲時，出痘，身熱，微渴自利，醫用木香散加丁香十粒。予觀其出遲，固因自利而氣弱，然其所下皆臭滯，蓋因熱蒸而下，恐未必寒，急止之，已投一帖矣。與黄連解毒湯加白术，近十帖以解之，利止痘亦出。其肌常微熱，手足生癰，又與凉補，一月安。一人年十七，出痘，發熱而昏倦甚，脈大而似數，與參、术、芪、歸、陳皮，大料濃湯飲之，二十帖痘出。又與二十帖，則膿胞成，身無全膚，或用陳氏本方與之，予曰：但虚無寒。又與前方，至六十帖而安。

吐瀉第五

小兒吐瀉，以錢氏益黄散、白术散爲主，隨證加減。小兒夏月吐瀉，益元散最妙。小兒吐瀉不止，恐成慢驚，錢氏五瀉、五補藥俱可用。治吐瀉及黄疸，三棱〔一〕、

〔一〕「三棱」：明刻本無。

莪术、陳皮、青皮、神麯、麥芽、黄連、甘草、白术、茯苓，右末，米湯調服。傷乳食吐瀉者，加山楂；時氣吐瀉者，加滑石；發熱者，加薄荷。吐瀉腹痛，吐乳瀉青者，亦是寒，調脾胃，平胃散入熟蜜，加蘇合香丸相半，名萬安膏，米飲下。

萬安丸　壯胃進食，止吐瀉。

白术　茯苓　人參各一錢半　陳皮　蒼术　厚朴　猪苓　澤瀉各五錢　乾薑三錢　官桂二錢　甘草二錢半

右爲末，煉蜜丸，梧桐子大，每服五丸，食前米湯化下。

痢第六

小兒痢疾，黄連、黄芩、陳皮、甘草煎服。赤痢加桃仁、紅花；白痢加滑石末。治小兒食積，痢下純血，炒麯、蒼术、滑石、白芍藥、黄芩、白术、陳皮、甘草、茯苓，煎湯下保和丸。小兒久痢不止，水穀不消，枳殼爲末，米飲調服二錢。小兒赤痢，青鹽搗汁，每服半盞。

諸蟲第七

蛔蟲攻心，薏苡仁根濃煎汁服。又方，使君子以火煨，任意食之，以殼煎湯送下。蛔蟲疼痛，湯氏方云：詩云，本爲從來吃物粗，蟲生腹内瘦肌膚。盛吞甜物多生痛，怕藥愁啼肉漸枯。形候只看人中上，鼻頭脣下一時烏。沫乾痛定蟲應退，取下蛔蟲病却無。其方用安神散：乾漆二錢炒令煙出，雄黄五錢，麝香一錢。右爲末，三歲半錢，空心，苦楝根湯下。凡取蟲之法，須是月初服藥，蟲頭向上，藥必效。治寸白蟲，以東行石榴根一握，洗，銼，水三升，煎至半碗以下，五更初温服，如蟲下盡，以粥補之。

化蟲丸 鶴虱炒 檳榔 胡粉 苦楝根五錢 白礬半生半枯，共三錢

右爲末，糊丸小豆大，每服三十丸，酒漿生油下。又治蛔蟲咬心，吐水，鶴虱爲末，蜜丸，空心，蜜湯或醋湯下三十丸。

治蛔蟲方，以楝樹根爲君，佐以二陳湯煎服。小兒冬月吐蛔蟲，多是胃寒胃虚而

出，錢氏白术散加丁香二粒。

治蟲丸　胡黃連一錢　檳榔一錢　陳皮一錢　神麯　鬱金　半夏　白术各二錢　雷丸一錢〔一〕

右爲末，糊丸。

腹脹第八

蘿蔔子、紫蘇梗、乾葛一作乾薑、陳皮等分，甘草減半，食少加白术煎服。小兒食積腹硬，必用紫蘇、蘿蔔子。

腹痛第九

小兒好食粽，成腹痛，用黃連、白酒藥服愈。或爲末作丸。

〔一〕「錢」：明刻本其下有「半」字。

黑龍丸　治小兒腹痛。

伏龍肝一兩　人參　茯苓　白术　百草霜各五錢　甘草二錢　乾薑三錢

右粥糊丸，如桐子大，每服五丸，陳皮湯下。

諸積第十

宣藥　治小兒諸般積滯。

莪术　青皮　陳皮各五錢　芫花三錢　江子十五粒，去油另研　檳榔五錢

爲末，入江子霜，用醋爲丸，如粟米大，每一歲七粒，薑湯下。

消積丸　去小兒積塊。

石燕五錢，七次醋淬　木鱉子五錢，去油　密陀僧一兩　丁香　膩粉各四錢

右神麯糊丸，如粟米大，每服十五丸，米湯下。

乳兒瘧疾痞塊：川芎二錢，生地黄、白术各一錢半，陳皮、半夏、黄芩各一錢，炒，甘草。右作一帖，薑三片，煎，下甲末五分。小兒食積，胃熱燻蒸，用白术一

兩，半夏、黄連各五錢。右末之，加平胃散和匀，粥丸，每服一二十丸，白湯下。

風痰喘嗽第十一

白附丸，止嗽化痰退熱。用半夏二錢，南星一兩，白附子五錢，白礬四錢。右爲末，薑汁糊丸，如梧桐子大，每服八九丸，薄荷薑湯下。

紫金丹 治小兒痰積咳嗽、祛風鎮驚。

半夏一兩 南星 鐵孕粉 白附子各五錢 枯礬二錢

右末之，神麯糊丸，桐子大，每服四丸，薑湯下。

又方，治風痰，南星半兩，切、白礬半兩，研，水厚一指浸，曬乾，研細末，入白附子二兩，飛麵爲丸，如鷄豆大，每服一丸或兩丸，薑、蜜、薄荷湯下。風涎潮塞不通，用不蛀肥皂角、炙，一兩。生白礬、五錢。膩粉，半錢，即輕粉也。水調灌一二錢，但過咽則吐涎矣。白礬者，分膈下涎也。治小兒痰喘痰盛，枳、桔、大腹，二陳湯服之。小兒咳嗽，用生薑四兩，煎湯沐浴。小兒咳嗽，六脈伏，五味子、人參、茯苓、桑皮、黄芩、甘草。小兒因傷風邪，喘嗽而發熱，肺氣不平，麻黄、桔梗、紫蘇、枳殼、半夏、黄芩、甘草、苓[一]苓，數帖愈。

癇狂第十二

小兒癇狂，用甘遂末一錢，猪心血和，煨熟，加朱砂末一錢，搗爲丸，麻子大，每服十數粒。小兒多熱，狂言欲作驚，以竹瀝飲之。大人亦然。小兒驀然無故大叫作聲者，必死，是火大發，其氣虚甚故也。

夜啼第十三

小兒夜啼者，邪熱乘心，黄連、以薑汁炒。甘草、竹葉，煎服。又用燈心灰涂乳

[一]「苓」：疑當作「茯」。

上，令小兒吮之。

腸寒多啼成癇者，當歸末，乳汁調灌。又方，以鷄窠草安卧席下，毋令母知。又方，以乾牛糞如掌大，着席下。又方，兒啼不止如鬼狀，用蟬蜕，下半截去，上半截爲末，炒一字，薄荷湯下。小兒驚哭不止，有泪是肚痛，用蘇合香丸，酒服。如是天吊，用天吊藤膏。一方，治夜啼，用人參一錢半、黄連一錢半，薑汁炒、炙甘草五分、竹葉二十片、薑一片，水煎。

口糜第十四

一方，苦參、黄丹、五倍子、青黛等分。又方，江茶、粉草，爲末敷。小兒口瘡，白礬末糁之。小兒白屑滿口，狀如鵝口，用髮纏指，蘸井水，拭舌上。蝦黄丹亦可敷。

口噤第十五

搐鼻藥，用鬱金、藜蘆、瓜蒂，等分爲末，用水調，搐鼻内。

中風第十六

小兒中風，蘇合香丸，薑汁灌之，次用《局方》省風湯、小續命湯，加麝香，依法煎服。又方，先以酒化蘇合香丸，加薑汁少許灌之，次用八味順氣散，後用小續命湯。甚者，只用木香、天南星、生薑十片，煎服。無南星，木香濃煎服。小兒中風，《局方》术附湯，生薑二十片，調蘇合香丸，并〔一〕進多服。或氣短頭暈、手足厥逆者，以前藥送養正丹五十丸至百丸，必效。小兒三歲，中風不效者，松葉一斤，酒一斗，

〔一〕「并」：原脱，據明刻本補。

煮取三升，頓服。汗出立瘥。

歷節風第十七

忽患病手足攣痛，晝静夜劇，此歷節風也。先進蘇合香丸，次用生烏藥順氣散及五積散，水酒各半盞，煎服，入麝香一字。腰疼腿痛，口眼喎斜，半身不遂，手足不能屈伸，中氣中風，氣順則風散，用白术四兩麵煨，沉香五錢，天麻一兩，天台烏藥三兩，青皮、白芷、甘草、人參各五錢。一云三錢。右薑三片，紫蘇五葉，煎，空心服，名順氣散，甚妙。大風歷節，手指拘攣，痛不可忍，蒼耳莖、葉、根、實，皆可爲末，丸服。

赤游丹毒第十八

赤游在上，凉膈；在身，用二蠶沙細研，以剪刀草根搗自然汁調匀，先涂腹上，却塗患處，須留一面出處，患處移動爲效。剪刀草根即野慈姑。治赤游風，用伏龍肝和鷄子清敷，内用赤土水調服。

治赤溜，生地黄、木通、荆芥、芍藥、桃仁，苦藥中帶表之類，以芭蕉油搽患處，一作以芭蕉搗塗患處，主熱傷血也。小兒天火丹，齊腰起者，名赤溜。用蚯蚓泥油調敷。

治冷風丹，車前子葉搗汁，調伏龍肝敷之，或服，尤妙。

治小兒丹毒，以藍靛敷之。又方，用寒水石、白土爲末，米醋調敷，冷即易之。治丹毒惡瘡，五色無常，乾薑末蜜調敷之。又方，地龍屎水調敷之。或以水中胎焙乾末敷，淬水飲，良。諸熱丹毒，水磨蜣螂，功勝紫雪。又丹毒，水調芒硝塗之。赤游上下，至心即死，急搗芭蕉根汁煎，塗之。

身體痿痹第十九

十月後小兒精神不爽，身體痿痹，伏翼燒灰細研，粥飲下半錢，日五服。若炙香熟哺亦好。小兒頭項軟，五加皮末酒調，敷項骨上。

身熱第二十

小兒身熱：白芍藥炒、香附、滑石各一兩，甘草三錢，黄芩一錢。右作四服，每用薑三片，水盞半煎，乳母服。盗汗潮熱：黄連、柴胡等分，蜜丸如鷄豆大，酒化二丸。小兒身熱：白芷煎湯浴之，仍避風。苦參湯亦可。

小兒一月至五月，乍寒乍熱，炮冬瓜絞汁服。亦止大人渴。小兒肌膚發熱：升麻、葛根、芍藥、白术、甘草、黄芩、柴胡、茯苓，煎湯灌之。

小兒痰熱骨蒸：陳皮二錢，半夏二錢，甘草五錢，茯苓三錢，升麻二錢，葛根、白芍藥各一錢半，人參一錢，五味子三十粒。右作三帖，薑棗煎服。

解顱第二十一

因母氣虚與熱多也，以四物合四君。有熱加酒連、生甘草，煎服。外以白蘞末敷，軟帛緊束。

小兒雜病第二十二

外腎腫硬及陰瘡，地龍末津調涂。脱囊，即腫大，用木通、甘草、黄連、當歸、黄芩，煎服。又方，紫蘇葉末，水調敷之，荷葉裹之，陰囊腫痛，生甘草汁調地龍糞，輕輕敷之。中蚯蚓毒，陰囊腫痛，以蟬蜕半兩，水一碗，煎洗〔一〕，其痛立止，以五苓散服之。

脱肛，東北方壁土泡湯，先熏後洗。

木舌及重舌，用針刺去血即愈。

戴云：木舌者，腫硬不和軟也。又言此類蓋是熱病，用百草霜、滑石、芒硝爲末，酒調敷之。

〔一〕「煎洗」：原作「洗煎」，據明刻本乙轉。

吃泥，胃氣〔一〕熱也，用軟石膏、黄芩、甘草、白术煎服。又痢後加生地黄。龜胸，用蒼术、酒炒黄柏、酒炒芍藥、陳皮、防風、威靈仙、山楂、當歸。龜背，用龜尿點其背上骨節。其法以龜放荷葉上，候龜頭四顧，急以鏡照之，其尿自出。

治胎痢，用鷄蛋敲去清留黄，入黄丹一錢，將黄泥固濟，煨火中候乾，用米飲調下。治白瀉，雄黄一錢炒，熟麵八錢，和匀，薑湯調服。

治白禿瘡，用通聖散去硝，酒製爲末，調服出汗。鱔攻頭，先用墻上風露草、蒼耳草煎湯，炭火淬入，洗後搽藥，以松香爲主。治癩頭，用臘月馬脂搽之。又方，治癩頭，用紅白炭調長流水令熱，洗之。又服酒製通聖散末，大黄另用酒炒，外以胡荽子、懸龍尾即樑上塵、伏龍肝、黄連、白礬爲末，調敷。又方，用松樹厚皮燒灰，二兩，白膠香二兩，熬沸傾石〔二〕上，黄丹一兩，水飛，枯礬一兩，軟石膏一兩，研細，黄連〔三〕，

〔一〕「氣」：原作「毒」，據明刻本改。
〔二〕「傾石」：原脱，據明刻本補。
〔三〕「黄連」：明刻本其下有「五錢」二字。

大黄五錢，輕粉四盉。右末之，熬熟油調敷，瘡上須先洗去痂，乃可敷之。小兒頭瘡，用苦竹葉燒灰，和鷄子白調敷。又方，用木香三錢，黄連一兩，檳榔、雄黄各半兩。右爲末，濕則乾糝，乾則以油調敷之。

小兒初生多啼哭，臍中忽出血，白石脂細末貼之。未愈，炒過再貼，不得揭剥，冷貼。治小兒臍久不乾，當歸焙末糝臍，或膿出清水，或尿入成瘡皆可。又方，用白枯礬爲末敷之，或用伏龍肝加黄柏末敷。又方，用白礬、白龍骨煅，等分，爲末敷。或用少許綿子灰亦可。

斷乳方第一十三

山梔子三個，燒存性，雄黄、朱砂、輕粉各少許，共爲末，生麻油調匀，兒睡着時，以藥抹兩眉，醒則不食乳矣。

雜方第二十四

治黄疸，用香油一盞熬熟，入緑礬一兩，紅棗一斤，去核，搗入鍋内，同拌匀透，取出擂爛得所爲丸，如梧桐子大，每服七丸，隨分湯汁送下，但不用茶，一日七次。

治痔，用魚虎子一個，黄泥裹，煅過，爲末，空心，米飲調下。又方，用猪臟頭一個，納胡荽，縛之煮熟，露一宿，空心服之。

治鱔攻頭，用鷄子殻煅存性，爲末，香油調圍涂之。治疝，用陳年鵝子殻爲末，空心酒服。

治臟毒，用花箬燒灰，煮酒調下。又方，柿花連蒂燒灰，酒服。

治乳癧，用青皮、陳皮爲末，食後或湯或酒調服。治轉食嘔吐，用猪肚帶連屎，用生炭火煅過，爲末，棗肉爲丸服之。治瘰癧，車前草一大握，湯内撈過，薑醋拌吃，後以枸杞根煎服之。

稻芒入喉中，取鵝涎灌之，立出。

諸骨入肉不出，煮白梅肉，爛研，和象牙末，厚敷骨刺處，自然出。

醫案拾遺第二十五

一人年三十六，平日好飲酒大醉，一時暈倒，手足俱麻痹，用黄芪一兩，天麻五錢，水煎，加甘蔗汁半盞服。

一人患中風，雙眼合閉，暈倒不知人，四君子湯加竹瀝、薑汁，服之愈。

一人患中風，四肢麻木，不知痛癢，乃氣虚也。大劑四君子湯加天麻、麥冬、黄芪、當歸。

一人好色有四妾，患中風，四肢麻木無力，半身不遂，四物湯加參、芪、术、天麻、苦參、黄柏、知母、麥冬、僵蠶、地龍、全蝎。

一人患中風，滿身如刺疼，四物加荆芥、防風、蟬蜕、蔓荆子、麥門冬。

一人年四十二，十指盡麻木，面亦麻，乃氣虚證，補中益氣湯加木香、附子各半錢，服之愈。又加麥冬、羌活、防風、烏藥，服之全愈。

一人年二十九，患中風，四肢麻木，雙足難行，二陳加參、术、當歸、黄柏、杜仲、牛膝、麥冬。

一人年五十六，好飲酒，患傷寒，發熱口乾似火燒，補中益氣湯加鷄距子、當歸、川芎、芍藥、地黄汁、甘蔗汁。

一人年三十四，患傷寒發熱，身如芒刺痛，四物湯加參、芪、术、生地、紅花。

一人患傷寒，腰疼，左脚似冰，小柴胡加黄柏、杜仲、牛膝。

一人患傷寒，發熱如火，口乾飲水，小柴胡去半夏，加甘葛、天花粉。

一人年二十九，患傷寒，頭疼，脅疼，四肢疼，胸膈疼，小柴胡湯加羌活、桔梗、香附、枳殼。

一人年三十六，患傷寒，咳嗽，夜發晝可，作陰虚治之，補中益氣加天冬、麥冬、貝母、五味。

一人患傷寒，冷到膝，補中益氣湯加五味子，倍用人參，服之愈。

一人年三十，患濕氣，四肢疼痛，兩足難移，補中益氣加牛膝、杜仲、黄柏、知母、五味子。

一人五十三歲，患發熱如火，此人平日好酒色，補中益氣加黃柏、知母，多用參、术。

一人患虛損，咳嗽吐血，四物湯加參、术、黄芩、款花、五味、黃柏、知母、貝母、天冬、麥冬、桑皮、杏仁。

一人患虛損，發熱盜汗，夢遺，四物湯加參、术、黄芪、地骨皮、防風。

一人患虛損，身發潮熱，四肢無力，小柴胡合四物，加芪、术、麥冬、五味。

一人年四十六，能飲酒，患虛損症，連夜發熱不止，四物湯加甘蔗汁、鷄距子、甘葛、白豆蔻、青皮。

一人虛損，吐臭痰，四君子加白芷、天冬、麥冬、五味、知母、貝母。

一人患虛損，四肢如冰冷，補中益氣湯加桂心、乾薑各一錢。

一人五十一歲，患虛損，咳嗽，吐血如紅縷，四物湯换生地，加黃柏、知母、黄芩、貝母、桑皮、杏仁、款花、天冬、麥冬、五味、紫菀〔一〕、小薊汁一合、白蠟

〔一〕「菀」：原作「花」，據明刻本改。

七分。

一老人口極渴，午後躁熱起，此陰虚，老人忌天花粉，恐損胃。四物去芎，加知、柏、五味、參、术、麥冬、陳皮、甘草。

一人患虚損，一身俱是塊，乃一身俱是痰也。二陳湯加白芥子研入，并薑炒黄連同煎服之。

一人患虚損，大吐血，四物湯换生地黄，加大黄、人參、山茶花、青黛。

一人患虚損，手足心發熱不可當，小柴胡湯加前胡、香附、黄連。

一人年六十，患虚損症，身若麻木，足心如火，以參、芪、歸、术、柴胡、白芍藥、防風、荆芥、羌活、升麻、牛膝、牛蒡子。

一婦人産後泄瀉不禁，用人參五錢，白术七錢，附子一錢半，二服而愈。

一人患泄瀉，四肢强直，昏不知人，呼不回顧，四君子湯加木香、附子、乾薑、烏藥，服之愈。

一人患泄瀉，手足如冰，身如火，四君子加附子、乾薑、芍藥、澤瀉，六帖愈。

丹溪治痘要法

劉時覺　點校

整理説明

《中國醫籍考》據《國史經籍志》收録《朱氏震亨治痘要法》一卷，稱「未見」。國内多種書目均不見著録，《全國中醫圖書聯合目録》新舊兩版本均未載録。筆者因研究丹溪學説，廣泛搜求丹溪遺著，知有此書而求之不得，自以爲其失佚已久。

二〇〇二年，浙江温州展開大規模的地方文獻整理活動，廣泛搜集温州先人遺著，編輯出版《温州文獻叢書》。温州市圖書館地方文獻部陳瑞贊先生於故紙堆中發現《丹溪治痘要法》，録以賜予，不禁喜出望外，欣喜累日。

《丹溪治痘要法》不分卷，卷首題爲：太醫院永嘉侯弼公輔編校，卷末則題：梁溪施衿三復校。全書僅七葉，每半葉九行，行十八字，缺失頗多。爲明嘉靖三十七年戊午（一五五八）童氏樂志堂刻《奚囊廣要》本，無序跋，成書時間不詳。

全書内容共二十一條，首節録丹溪《格致餘論·痘瘡陳氏方論》，後載痘瘡將出、初起、見紅點、須分氣血虛實、須分表裏虛實、黑陷和總解痘瘡毒、清濁勇怯與寒熱鑒別以及倒靨、癢塌、疏密、乾濕、黑白、傷眼、痘後風、痘癰等諸證的鑒別診治方藥，附案二則，即《痘瘡陳氏方論》所附二案，末附「小兒思驚證」一則。全書内容見於《格致餘論》《金匱鈎玄》《丹溪心法》《丹溪治法心要》等著作，將散在的丹溪關於痘疹的理論認識、病證觀察、症狀分析、辨證方法、用藥心得、善後處理等臨床經驗彙輯成編，系統全面，條理清晰，内容詳盡。雖出明人之手，但字字句句皆有出處，皆有來歷，真實地表達了丹溪專病證治的學術，因而是非常寶貴的。因年代久遠，該本破損嚴重，缺失甚多，難以卒讀，幸内容出處清楚，即視所缺據以上丹溪諸書補正并出校記説明。所附「小兒思驚證」，未見丹溪諸書。

編校者侯弼，據卷首題署，字公輔，永嘉（今浙江温州）人，曾任職太醫院。復校者施衿三，梁溪（今江蘇無錫）人，生平事迹及生卒年均不詳。

今以嘉靖三十七年戊午童氏樂志堂《奚囊廣要》本爲底本，缺失内容據《格致餘論》《金匱鈎玄》《丹溪心法》諸書補充（版本均與本書同），并加校注訂正。

丹溪先生曰：痘瘡之論，錢氏爲詳，歷舉源流經絡，明分表裏虚實，開陳治法，證以論辯，學者擴而充之，可爲無窮之應用也。近因《局方》盛行，《素問》不講，抱疾談醫者，類皆喜温惡寒，又以陳氏方論皆燥熱補劑，歡然用之，以錢氏爲不及焉。且陳氏歸重太陰一經，蓋以手太陰肺主皮毛，足太陰脾主肌肉，肺金惡寒而易於感，脾土惡濕而無物不受，觀其用丁香、官桂所以治肺之寒也，用〔一〕附、术、半夏治脾之濕〔二〕，使果有寒濕，量而與之，中病則止可也。今但見瘡之出遲者、身熱者、泄瀉者、驚悸者、氣急者、渴思飲者，不問寒熱虚實，概投木香散、异功散，間有寒而虚者，或偶中而獲效，其虚而未必寒者，苟誤投之，禍不旋踵。若錢氏固未嘗廢丁香、細辛、白术、參、芪等，然率有監製輔佐之藥，不專務於温補。吾想陳氏立方時必有挾寒而瘡者，故有一偏之弊。予嘗會諸家之粹，求其意而用之，實未嘗據其成方，亦自每標多效。至正甲申，邑間痘瘡大發，率用陳氏方而死者，動以百數。噫！

〔一〕「無物不受，觀其用丁香、官桂所以治肺之寒也，用」：原脱，據《格致餘論》補。
〔二〕「濕」：原作「温」，據《格致餘論》改。

雖云天數，實則藥誤矣。

痘瘡將出時，必發熱，鼻尖、耳尖冷，方是其證，便服升麻、乾葛、山楂、甘草節、鼠粘子之類，其出必疏而愈。或發搐者，痰熱之故，前方加陳皮、半夏、酒黄芩、酒黄連，甚者用竹瀝、薑汁些少。

痘瘡初起時，自汗不妨，蓋濕熱薰蒸而起故也。

但見紅點，便忌葛根湯，恐發得表虚也〔一〕。痘瘡初出，或未見紅點，以老絲瓜近蒂二寸連皮、子燒灰存性，爲末，砂糖拌乾吃。入朱砂少許亦可。多者令少，重者令輕。

痘瘡當分血氣虚實治之。氣虚，人參、白术加解毒藥及酒黄芪；血虚，當歸、川芎、芍藥、生地加解毒藥。解毒藥即酒炒黄芩、黄連之類。

痘瘡須分表裏虚實治之。吐瀉食少爲裏虚，宜補以參、术之類；不吐瀉能食爲裏實，不宜補之，補則結癰毒。陷伏、倒靨、灰白色爲表虚，人參、白术、酒黄芪；内吐瀉食少，外陷伏、倒靨、灰白色爲表裏俱虚，則兼前法而治之。紅活綻凸爲表實，

〔一〕「但見紅點，便忌葛根湯，恐發得表虚也」：原脱，據《丹溪心法類集》（明正德三年本）補。

表實而復用表藥則潰爛不結痂矣。

痘瘡黑陷甚者，燒人屎蜜調服。子和方。

總解痘瘡毒，絲瓜灰、升麻、酒芍藥、甘草、山楂、黑豆、犀角〔一〕、赤小豆之類。

痘瘡須分人之清濁，就形氣上取勇〔二〕怯。黑陷二種，因氣虚而毒氣不能盡〔三〕出，宜用酒炒黄芪、人參、酒紫草之類。顏色正，如上意治，授〔四〕成就却淡，色不正者，用助血之藥當歸、川芎、芍藥，俱用酒洗，或加紅花；或將成就之際却紫色者，屬熱，用凉藥解其毒，升麻、葛根、黄芩、黄連、連翹之類，以些少桂枝向導，甚者犀牛角，大解痘毒。

爐灰白色，静者、怯者，作寒看。焮發，勇者、躁者，作熱看。又宜察其脈證。

〔一〕「黑豆、犀角」：原脱，據《金匱鈎玄》補。
〔二〕「痘瘡須分人之清濁，就形氣上取勇」：原脱，據《丹溪治法心要》補。
〔三〕「氣虚而毒氣不能盡」：原脱，據《丹溪心法》補。
〔四〕「授」：《丹溪治法心要》作「欲」。

痘全白色，將靨時如豆熱，蓋因初起時飲水多，其靨不齊，俗呼爲倒靨，不妨，但服實表之劑消息他大小便。如大便不通則通大便，小便閉則通小便。

痘有初起時煩躁譫語，狂渴引飲，若飲水多則後靨不齊，急以涼藥解其躁，如益元散之類亦可。

痘癢塌者，於形色脈上分虛實，實則脈有力〔一〕氣壯，虛則脈無力氣怯。雖實癢則勢焮，虛癢則勢怯。輕者用淡淡蜜水調滑石末，以鵓羽潤之。虛癢者，以實表之劑加涼藥酒黄芪、人參、白术、酒黄連之類；實癢者，以大黄、芩、連涼藥下其結糞。

痘疏則無毒，密則有毒，用涼藥芩、連、黄柏、芍藥、生地黄之類解之，雖進十數貼亦不妨，後無害眼之患矣。

痘癢乾者屬火，必以退火之劑，止可用輕輕，荆芥、升麻、葛根之類。

痘瘡濕者屬濕熱，必用瀉肌表間濕，防風、白芷、白术之類。

痘瘡黑屬血熱，涼血爲主，當歸、川芎、芍藥、生地黄、酒黄連、酒黄芩、酒黄

〔一〕「有力」：原脱，據《丹溪治法心要》補。

柏、酒洗紅花些少。

痘白屬氣虚，補氣爲主，人參、白术、酒浸黄芪、茯苓之類。

痘瘡如傷眼，必用山梔、决明、赤芍藥、當歸須、黄芩、黄連、防風、連翹、升麻、桔梗，爲末，作小劑調服〔一〕。如無光，過百日後，氣血復，當自明〔二〕。

痘後風分氣血虚實，以日子守之，冬帶血氣不足處多。虚則用黄芪，助以當歸，少川芎、生地黄、芍藥活血生血之劑，略佐以風藥防風、荆芥之類。實則用芍藥、黄芩爲君，白芷、連翹、續斷之類。若果屬寒者，陳氏方斟酌加减而用。

痘癰多是實毒血熱成癰，當分上下用藥，一日不可緩也。成膿必用出，凉藥爲主，赤芍藥、甘草節、連翹、桔梗，上引用升麻、乾葛，下引用檳榔、牛膝，助以貝母、忍冬草、白芷、瓜蔞仁之類。如大便燥，用大黄，發寒熱，黄芩、黄柏。

敷痘癰藥：貝母一錢，南星、天花粉各二錢，白芷一錢，草烏五分，寒水石、大

〔一〕「芩、黄連、防風、連翹、升麻、桔梗，爲末，作小劑調服」：原脱，據《丹溪治法心要》補。
〔二〕「如無光，過百日後，氣血復，當自明」：原脱，據《丹溪治法心要》補。

黄、猪牙皂角各二錢，右爲末，醋調付。

一少年，發熱而昏，耳目不聞，見脈豁大而略數〔一〕，知其爲勞傷〔二〕矣。以人參、黄芪、當歸、白术、陳皮，大料濃煎與十餘帖，瘡出，又二十餘帖，成膿泡，無全膚。或謂合用陳氏全方。余曰：此但虚無寒，只守前方，又數十餘帖而安。後詢其先數日勞力，出汗甚多，若全用陳氏方，寧無後悔？

從子七歲，痘瘡發熱，微渴自利。醫用木香散。予以出遲，固因自利氣弱也，所下皆臭滯陳積，乃腸胃熱蒸而下也。以黄連解毒湯加白术，與十帖，利止瘡出。後肌熱，手足生癰癤，與凉劑調補而安。

附　小兒思鷩證

凡小兒初生下，洗裹停當，即看其口中上腭有黄瘤，或如粟米，或一珠，或正或

〔一〕「數」：原脱，據《格致餘論》補。
〔二〕「爲勞傷」：原脱，據《格致餘論》補。

偏，或多或少，或相連，生近懸鐘，便用銅鐵抉耳抉去㿃盡根，見骨出血不妨。就以朱墨，或硼砂硝末涂之即愈。遲一二日，或四五日以上，生入□則不可救治。亦有數日方生者，亦如此治。常見此證者，初則欠他噴涕，稍久則啜乳輕，頭摇目動，□□□□□，俗名思驚。蓋因在母胎熱毒積成，非魚腥蛾蠅所生，亦非帶鎖匙入房所致也。古方不曾見載，今小兒科都不識。此庸醫概以他症治之，誤人多矣。因附刊於此，以爲全嬰之首務云。

梁溪施衿三復校

附录

附録一　風水問答

關於《風水問答》

《風水問答》見於宋濂《故丹溪先生朱公石表辭》，歸之「先生親著書」七種之一，稱爲「微文奥義，多發前人之所未發」。因非醫學著作，故多種醫學書目均不見著録，而久未面世，學術界以爲早佚。筆者在校閲《丹溪治痘要法》時，從《奚囊廣要》中發現。

《風水問答》一卷，卷首題爲：「丹溪朱震亨著」，卷末則署：「吴郡顧元慶大有校閲」。全書僅十一葉，每半葉九行，行十八字，爲明嘉靖三十七年戊午（一五五八）童氏樂志堂刻《奚囊廣要》本，無序跋，末有「龍山童氏新雕」六字篆書牌記。據宋濂《故丹溪先生朱公石表辭》和戴良的《丹溪翁傳》，本書應成於丹溪晚年。

本書體例略同於《局方發揮》，設爲問答，但無小序結語。全書九問，中心在於反對卜葬而主張卜居室。開頭第一問，引《易·繫辭》和《孝經》説明上古無卜葬之説；第二問又以舜、禹、周康王、漢高祖、唐太宗等帝王名人的事例及《周禮》《春秋》之説，論證古人葬不卜地，不卜年月日時；第三問則論述卜葬乃「當其哀痛追慕之時而誘之以其所願欲」而爲欺，遂使天下之人受其欺而不自覺。三問用了全書四分之一的篇幅，説明卜葬的欺騙性。進而，第四問引《内經》《禮記》《書》《詩》，論證居室與葬不同，强調人之居室應當卜。隨後，第五、六問論居室形氣於人「禍福之應如此其的」，居室水勢及局向與吉凶禍福有直接關係。第七問則用一大段駢四驪六的文字，描寫「形勢之和順翕合，與反逆分争」；第八問論居室山勢水流與吉凶；最後論人之居室，其要有七，形局、向首、門、路、水、沙、景，主張人之禍福，取决於行爲善惡，受福必須有德主善之人。全書卜居室，談風水，醫卜相通，大醫學家談論卜筮之道如此圓熟，也是理之自然。從衛生學的角度看，居住環境對於人體衛生意義重大，對於疾病發生、治療，也有一定參考價值，故本書於指導祛病保健也有意義。值得注意的是，書末以善惡分陰陽，判吉凶，爲善者，所感皆陽，爲吉；爲惡者，所感皆陰，爲凶。這與丹溪平素主張有異，而與張介賓「陽爲謙謙君子，陰爲卑劣小人」之説暗通。

《風水問答》原有序跋，序爲胡翰所撰，跋係王行所作，收入《奚囊廣要》時被删除，幸各自收於别集，得以保存。現據《四庫全書》本《胡仲子集》和《半軒集》所載補出，以成全璧。

胡翰，字仲申，金華人。從吴師道受經，從吴萊學古文詞，又登許謙之門，獲聞考亭相傳的緒。所以，他與丹溪爲許謙門下的同窗友。元末時局不靖，避地南華山中著書。至正二十年（一三六〇）朱元璋初定金陵，即遣使召見；後爲衢州府學教授。洪武八年乙卯（一三七五）明太祖聘修《元史》，分撰英宗、睿宗本紀及丞相拜住等傳。書成，賜金繒。辭歸，居長山之陽，學者稱「長山先生」。卒年七十又五。所著有《春秋集義》《胡仲子集》等。事迹見《明史·文苑傳》。

胡翰與丹溪爲同學兼姻親，其云：「余辱同門，申之以婚姻。（丹溪）每入城，不以敝廬不足留，留或信宿。士大夫相過，坐席恒滿。劇談古今天下事，至安危休戚之會，慷慨悲凄或泣下數行，意象類齊魯奇節之士。」二人交情深厚。《風水問答》序亦收於《赤岸朱氏宗譜》，此宗譜并收有胡撰《憶丹溪先生哀辭》，真摯感情溢於言表。

王行生平事迹見本書《丹溪醫按》之整理説明。

校閲者顧元慶，字大有，號大石山人，吴郡人，明代文人，曾删校常熟錢椿年《茶譜》於大石山房。

風水問答序

胡翰

烏傷朱君彦修，故文懿先生之高弟弟子也。少讀書，從先生游最久。嘗有志當世，充賦有司不合，退而業醫，猶幸其濡沫及人也。著書數萬言，曰《格致餘論》，人多傳之，而君之醫遂名海右。又以陰陽家多忌諱，不知稽諸古也，復著書數千言，曰《風水問答》。書成，示余雙溪之上。推其用心，可謂至矣。《易》曰：仰以觀於天文，俯以察於地理。天確然在上，其文著矣；地隤然在下，其理微矣。著者觀之，微者察之，知乎此者，知乎幽明之故，非聖人孰與焉？而漢魏以來，言地理者往往溺於形法之末，則既失矣；至其爲書，若《宅經》《葬經》之屬，又多秘而亡逸不傳，則失之愈遠矣。朱君力辨之，以爲人之生也，合宗族以居，爲宫室以處，審曲面勢，得則吉，不得則凶，其理較然。及其死也，祖宗之神上參於天，舉而葬者枯骨耳，積歲之久，并已朽矣，安知福禍於人、貴賤於人、壽殀於人哉！故葬不擇地，而居必度室，據往事以明方今，出入詩書之間，固儒者之言也。昔者先王辨方正位，體國經野，土宜之法，用之以相民宅，土圭之法，用之以求地中，皆爲都邑宫室設也。而家人、墓大夫之職，公墓以昭穆，邦墓以族葬，借欲擇之，其兆域禁令，孰得而犯之！以是知君之言爲得也。惜其書不見於二百年之前，紹興山陵改卜之議，晦庵朱子以忠賈禍。夫以一世豪杰之才，千古聖賢之學，萃乎其人，觀於天下之義理多矣，而篤惟蔡元定之説是信者，果何也哉？吾邦自何文定公得朱子之學於勉齋，四傳而爲文懿，君受業先生之門，計其平日之所討論，亦嘗有及於斯乎？不然，則是書成於先生未易簀之日，必能是正其説，傳信於人，而顧使翰得而讀之，豈知言哉！且翰先人之葬，今十年矣，襄事之初，匍匐將命而不暇擇，嘗惕然於先儒土厚水深之言，於是得君之書，欣然如獲拱璧。昔里有余禎者，以是術游江湖間，邵庵虞公深敬信之。其著書曰《地理十準》，虞公稱其有得於管輅、王吉之傳，力詆曾、楊之非，而不悟《指蒙》非輅所作，則與翰同一惑也。書之於篇，朱君其幸終有以教之。

或問：卜葬之法，其來遠矣，談風水者以爲人之禍福休咎皆由此出，因世其業而擅其利，予竊有疑焉。子能爲我言之乎？曰：葬者藏也，體魄入於地也。《易・大傳》曰：「厚衣之以薪，葬之中野，不封不樹。」上古之所謂葬者如此，卜之説未之聞也。至《孝經・喪親章》然後有「卜其宅兆而安厝之」之説。豈王〔一〕代以後日趨於人而後有卜之之説乎？抑孝子慈孫謹之又謹，不使後之人有追悔也？然其所謂卜云者，亦只若家禮所謂避五患而已，非後世謂某山何形，某水何法，用某年日月時葬則斷斷然以爲可富可貴、可貧可賤、可壽可夭也。

或曰：葬不卜地，不卜年月日時，於古人果有所考而證之乎？曰：舜葬於蒼梧之野，禹葬於會稽之山，康王之葬在文王之墓側，孔子之父殯於五父之衢，季武子成寢，杜氏之葬在西階之下，王濬之墓在道南，梁鴻之葬在要離之墓側。夫舜、禹，帝王也，因巡守而死於遐荒，悉就其近地而葬焉，且去京都數千里，未聞萬乘之尊以遐荒爲嫌也。康王爲曾孫，其葬逼近曾祖之墓而居前，亦未聞有所嫌也。季武子，大夫

〔一〕「王」：疑當作「三」。

也，寢室之階下，非僻處也，杜氏葬之不以爲礙。曰衢曰道南曰墓側，悉非今人宜葬之地，先聖先賢皆葬之矣。漢高祖之葬在沛豐，曰長陵，凡列侯皆附葬於前，唐彦謙著之於詩矣。唐太宗之葬在醴泉縣，曰昭陵，后妃、公主、宰相，諸王已下附葬者一百六十五人，蕃將附者九人，傅瘖鐫而成圖矣。且男女錯雜，又與劉黑闥賊墓爲近，謂之卜地而葬之可乎？袁天綱、李淳風，明天文地理者，何不以爲非而諫止之？且有唐之祚三百年，功臣列侯之子孫與國同休者不可一二數。考之《周禮》：墓大夫掌凡邦墓之地域，爲之圖，令國氏族葬而掌其度數，使皆有私地域，此葬之不必卜也明矣。聖帝明王，著爲法令，尚何疑哉？上自天子，下至庶人，葬各有期，弗敢過也，此不卜年月者也。《春秋》書：雨不克葬，明日乃克葬，此不卜日時者也。不卜地，不卜年月日時，先賢論之詳矣，可不信哉？

或問：天下之人無不有，而何爲受其欺而不自覺者，滔滔皆是？曰：因人之所固有而欺以其方，此善於爲欺者也，當其哀痛追慕之時而誘之以其所願欲者，宜其入之也深堅而不可破也。况富貴人之所同欲，貧賤人之所同惡，加以祖考之孝思，死生之訣别，非人之所固有歟？根本有養，枝葉必茂，物理則然，非欺以其方歟？君子猶將信之，況衆人乎？

或問：葬之不卜，吾知之矣，人爲居室，可不卜乎？曰：居室與葬不同也。《内經》曰：「人在氣交之中」，彼居室者，附形於地，受氣於天，人依之以爲生者也。《禮記》曰：「歌於斯，哭於斯，聚國族於斯」，蓋將自高曾祖考子孫曾玄傳之云，仍百世不已者。昔者周公營洛邑，曰卜洛，曰相宅，此見於《書》者也。公劉遷邠，曰陟在巘，曰降在原，曰瞻溥源，曰覯於京，曰相陰陽，曰觀流泉，此見於《詩》者也。是皆竭目力，繼心思，察山川之離合向背，審地勢之險易廣狹，又參之以龜卜之從否，則取決於鬼神以求與吉會也。周公、公劉，新造家邦，其卜之之法如此，而謂人之居室可不卜乎？箕子陳《洪範》於周，亦曰：「惟天陰隲下民，相協厥居。」夫天之生民，厥愛惟均，必立君長以撫字之，謂之陰隲者，天之愛民也，理也，相協者，君長體天而子民也，事也。然則卜居室之法，天地之心也，聖賢之製作也。是理也，天且不違，而況於人乎！

或問：人之枯骨與天氣，絶不能因土氣之美惡移禍福於其後之人，我知之矣。夫居室乃土木所爲，而立於地之上，非若柩之葬於土中，子孫與枯骨，猶草木之有本有枝，何居室禍福之應如此其的也？曰：《内經》曰「出入昇降，無器不有」，又曰「天食人以五氣」，人有耳目鼻口，亦一器也，而心爲之主，心者，神明之舍，一念之動，天者應之。程子所謂「心兮本虚，應物無迹，操之有要，視爲之則」，乃知在心之天繫乎目之所視。凡山水之列於室前者，各以形自見，其形不一，必有勢焉，目與之接，心必隨之，神明人遇天應之矣。彼吉則此吉，彼凶則此凶，理之必然者。此居室之形勢得於目者然也。人在胞胎，受氣以生，有生之後，鼻吸天氣，以遂其生，謂之氣者，有陰有陽，陽清陰濁，陽生陰殺，錯雜而布，錯雜而行，惟其所遇而得之如何耳？此居室之氣□□□〔一〕者也。人得之矣，至於獸養异類，有知而無情者，雖不能接之於自然，吸之於鼻，亦同乎人而已。自高曾祖考，世次相傳，歷年愈多，得氣愈深，其感召報應之的，爲不誣矣，豈若枯骨入土，久而消盡。若曰不然，鵲避歲而開户，蟻知雨而移垤，裸蟲先寒而爲蟄，物且有知，况人之居室乎？

或問：子言水爲朱雀，與前哲之意合，然世有横水立向者，孰爲是否？曰：水爲

〔一〕□□□：疑當作「得於鼻」。

朱雀，多是一沙，兩沙成局，亦有無沙，倚着左右城郭而居者，此居室之向，局之小者也。若州縣則夾送多規模，大多作横水向，此局之大者也。水趨於左者，皆宜甲丙庚壬向，其趨右者，皆宜乙辛丁癸向。得局又得向，乃爲全吉，未得向，則禍福錯至，瑕瑜不相掩者也。

或問：形勢之和順翕合，與反逆分争，固是模仿，《詩》《書》言沙水之意，然猶有言外之意否？曰：沙水形勢出於天造者，其應甚的，若夫鄰屋之直棟□□□□□□□□□□歆斜樹□□背徑路，閣下溝澗，墻外檐霤，突兀塔廟，傾破屋宇，器皿歪□，□□缺殘，綵繪棟樑，平地樓閣，假山正立，花臺竪放，茶亭直射堂屋，雙池横列當門，天井凹深，外門高闊，碓石淙聲澎湃，池塘尖竪直來，斜眼之屏，獰惡之象，直踞深長，斷墻踏過，眷聚少而空曠，溝瀆塞而穢濁。門井多而漏泄，棟尖撑於前後。汩竹淋漓，瘦楓擁腫，岩墻斷岸，倒堋高墳，楊柳摇風，荆棘刺眼，上流石橋截斷，右畔客路分挐，雕花開竇之墻，直樣斜紋之甃，亂堆石塊，直壘木棚，曲水之窗，多眼之格，駝突反兮之水，分叉斜蹙之路，劈牓之樹，高掛之藤，井竈向階，厠溷逼近。路有正出，有横出，無有轉後而出。水要抱流，要回流，不要向我逆流。題扁帶刑，桃符應讖，敞階呈露於巳午，欄干屈曲而牽連。濃香妖冶之花，或招邪鬼，弱質易凋之樹，長帶衰容，蕪穢縱横，坑凹陡絶，此皆出於人爲之形，帶殺者也。又有管弦之悽切，賭博之□喧，屠店歌樓，勾欄妓館，法壇之叱喝，巫□□□鳴，鐃鈸晝夜之聒人，倡優劇戲之醜狀，鐘鼓之吼，車碓之喧，皆爲怒哄哀淫之聲，難致安静和平之福。此又出於人爲之聲，帶殺者也。若於當頭陰位見之，其應爲尤捷。

或問：子言衆沙攢聚之地，衆水同會之方，於此取向，乃爲得氣，而謂於詩書之意有合。然則前有如畫之山，列屏之勢，蒼翠可愛者，將不可向之歟？且沙聚水會處皆世俗所謂望水去之向也，地勢傾瀉，不相朝揖，恐於風水之情狀有礙否？曰：古謂風來水回，近貴豐財，山因水流，虜王滅侯，曲盡風水。何爲讀其文而不求其意？夫室前之山横列如屏者，非囚而何？室前之水，向我而至者，非流而何？横列之山行勢未已，橈棹正急，摇動奔趨，勢若圍繞，故謂之囚；向我之水，傾勢分採，奔迸偏斜，勢若冲射，故謂之流。曰囚曰流，決無和順翕合之氣象，雖有富貴盛大，亦將來俘虜而致滅亡之禍，而況閭巷之之〔一〕，樵農之業，將何所逃而苟免歟？沙聚水會處惟作望水向者爲得局，人受天氣，室之得者爲多，天氣流行，動而不息者也，故居室必當求其氣之净處，而向之謂之净者，必於形止勢會之地。譬如舟行之將及岸，橈棹已收，惟篙向前；螳螂之不捕，股翼戢斂，惟臂内拱，皆有净之意，故向之爲吉。

或問：子言居室之得風水者，千萬中不一見。夫以一水一山交會處，必有可爲居室之地，天之與人者是〔二〕之多，人之得者又如此之少，何也？曰：人之居室，其要有七，一曰形局，衆水會同、衆沙攢聚之地是也；二曰向首，如甲丙庚壬、乙辛丁癸是也；三曰門，四曰路，皆協乎吉是也；五曰水，洋洋悠悠，顧我欲留是也；六曰沙，左右進退强弱，各當其可是也；七曰景，無形聲之殺是也。皆協乎吉，謂之全美，有一未善，便看多少，分數感君子。在浙江地面，涉歷一十五路城池，其協吉者多只是得形局而已，自「向首」而下餘六者，或與兇會，間有兼與者，僅得其一二，全得者

〔一〕「之之」：疑當作「之子」或「之人」。

〔二〕「是」：其上疑脱「如」字。

無有也。予思其故矣。陰陽克擇之書雖汗牛充棟，陰陽之理晦食蒙翳久矣。自大賢君子惟務以理啓迪人心，挽回民俗而已，克擇之書視爲方伎之卑賤，略不經思。業斯術者又皆不學之人，射利之輩，徒切取文士之糟粕，推筭之鄙俚，因生克衰旺衝奪之説，以爲此怪誕誑惑之書，宜其愈久而愈失也。其尤得罪者，王孔章耳，椎戴指蒙，捉胍謬説而不知其非，止援引春秋筆削之文以自尊大，遂使天下後世不得分受天地清和翕合之氣，以享安静和平之福，止皆因居室與凶會而致然也。敢悉陳其由，方位有陰陽，分動静清濁，八向胡爲吉，十六向胡爲凶，昧如也。定向之時，只因太歲論向首，甘受反背之禍，又不知先賢以水爲朱雀之理，但因「水來朝爲財聚」之説，一向只要水來入懷。殊不知水入懷者，沙順水流成反逆分争、冲射飛走之勢，宜其千萬中不見一也。此皆陰陽之理。不明陰陽之學，不講其所致，具載詩書，明白詳備，不能擴充以爲民用，徒爲虚文，深可嗟悼，良由可誒居室之福者少故也。謂之受福，必須有德之人，德無常師，主善爲師，以善爲主，内無邪思矣，外無過爲矣。此非成德君子歟？孔子曰：吾未見好德如好色者也。又曰：蓋有之矣，我未之見也。聖人之時且曰未見，去聖逾遠，教養無法，千載之下，蓋可知矣。宜其天之與者雖多，人之可受者少也。然天下之大，生民之衆，豈無一人可受也？若夫輕財好施，先義後利，救活饑荒，收養鰥寡，孤獨安全，疲癃殘疾窮厄困苦，如竇十郎、范文正、黄承事輩，亦各慈厚積累之，天寧不假之以福也？雖然，以一家論之，父善矣，子未必善；以一身論之，始善矣，末未必善。夫一事不及於善，則必入於惡；一念少有過差，則不及於善。出於〔一〕則入於彼，出於彼則入於此，及於善者，所感皆陽爲之應，而動與吉會；入於惡者，所感皆陰爲之應，而動與凶會。彼爲善之人，多懼而廉讓，用功於内，其敬心常故氣聚，聚之久也，所感皆陽；爲惡之人，多肆而貪得，致力於外，侈心勝心紛起而迭至，故氣散，散之久也，所感皆陰。從善如登，從惡如崩，彼造物者亦末如之何。

吴郡顧元慶大有校閲

〔一〕「於」：其下疑脱「此」字。

題朱彦修風水問答後

王行

君子之所謂趨吉避兇，亦鄉善倍惡，修人事以順天理而已。天理平易而正直，人事亦惟平易正直，爲可以順之順天理矣，果吉若兇所不計也。公劉之遷邠，擇地利以便民居；周公之宅洛，承先志以服土中耳。民居既奠，先志既成，人事至矣，順夫天理，孰過於此？若曰定形局而必於是，而期後胤之有天下；立方向而必於是，而期祚致八百年之永者，豈足以爲公劉、周公也哉！丹溪之爲是書，深斥卜葬之非，可謂不溺於流俗矣。而於居室，乃拘拘焉。爲是委曲煩碎之説，旁引曲證，謂必爾而吉，不爾而兇，若無毫末之可違者，固平易正直之所爲耶？且夫陰陽五行有自然之運，或爲灾咎，良非偶然，惟德足以消弭，今乃以力勝之，非理矣。此又見其不能篤於自信也。孔子曰：致遠恐泥。丹溪其泥者哉！

附録二　朱丹溪生平事迹及學術思想

盛增秀　馬雪琴

一、丹溪生平事迹

朱丹溪，名震亨，字彦修，元代江浙行省婺州路義烏縣赤岸村（今浙江省義烏市赤岸鎮）人，生於元世祖至元十八年十一月二十八日（公元一二八二年一月九日），卒於元惠宗至正十八年六月二十四日（一三五八年七月三十日），享年七十八歲。因其出生地赤岸有溪名「丹溪」，學者遂尊之爲「丹溪先生」。祖父環，字君玉，父元，字子初，均以孝聞。母戚氏，金華人。因父早卒，時三子震亨、巽亨、蒙正皆幼，戚氏一人事老撫幼，艱勤悲悴，爲人樂善好施，遇族貧女外嫁，必以貨助，寠家得子不能扶養多溺死，則曉以理，「俾勿溺，資以粟帛」，故「里中德夫人如慈母」（宋濂

《元故朱夫人戚氏墓志銘》）。這種良好家風，對以後丹溪樹立高尚的品德，有着深刻的影響。

丹溪自幼好學，從鄉先生治經，攻舉子業。生性豪俠，不肯出人下，既壯則悔之，嘆：「丈夫所學，不務聞道，而唯俠是尚，不亦惑乎？」（宋濂《故丹溪先生朱公石表辭》）三十歲時，因母患脾疼，衆工束手，因此有志於醫。又因子患内傷，因伯父之瞀悶病，叔父之鼻衄，弟弟之腿痛，妻子之積痰病，均死於庸醫之手，他心膽摧裂，痛不可追。三十六歲時，師從著名理學家許謙於東陽八華山。許爲朱熹四傳弟子，學識淵博。丹溪在這裏接受宋元理學思想，學習非常認真。

幾年後，其學業大進，在許謙的鼓勵下，參加科舉考試，而命途多舛，應舉失敗。一日，許謙曰：「吾卧病久，非精於醫者，不能以起之。子聰明異常人，其肯遊藝於醫乎？」老師的期望，堅定了他先前學醫之心，他慨然應諾：「士苟精一藝，以推及物之仁，雖不仕於時，猶仕也。」乃悉焚棄向所習舉子業，一於醫致力焉。（戴良《丹溪翁傳》）時丹溪年已四十，讀《素問》，朝夕鑽研，極有獲益。其時醫道隱晦，盛行陳師文、裴宗元所定《太平惠民和劑局方》，丹溪亦苦心研究，手鈔《局方》一册，晝夜研習，認爲「操古方以治今病，其勢不能以盡合」，「起度量，立規矩，稱權衡，必也《素》《難》諸經乎！」（戴良《丹溪翁傳》）其後治裝出遊，渡浙河，走吴中，出宛陵，抵南徐，達建業，惜皆無所遇。

羅知悌，字子敬，世稱太無先生，係名醫劉完素再傳弟子，且旁通張從正、李東垣二家之説，醫術甚高，有盛名，然爲人倨傲，不輕易授業。丹溪於是登門拜謁，然十往返不能通，但他意志堅定，拱立其門，風雨不改，終於感動了羅。時丹溪年四十又四，且已有醫名，他虚心請教，羅即授以劉、張、李諸書，「爲之敷揚三家之旨，而一斷於經」（戴良《丹溪翁傳》）。從元泰定二年秋至四年夏，僅一年餘時間，盡得羅氏之學而歸。

丹溪「每治疾，往往以意爲之，巧發奇中，按之書，無有也」（明吴之器《婺書》卷五《朱聘君傳》），引起了那些死守陳、裴之學醫者的反對，諸人始則大驚，繼之嘲笑排斥。丹溪不屑置辯，首先精心治愈了老師許謙多年不愈的風疾，又以自己扎實的理論和豐富的實踐經驗，使非議他的諸醫心服，數年之間，聲聞頓著。

丹溪醫術精湛，醫德高尚，四方以疾迎候者無虚日，丹溪無不即往，雖雨雪載途，亦不爲止。他説：「疾者度刻如歲，而欲自逸耶？」「窶人求藥，無不與，不求其償，其困厄無告者，不待其招，注藥往起之，雖百里之遠弗憚也。」（《石表辭》）他爲人孤高如鶴，一生布衣蔬食，不慕權貴，甘於淡泊，疼惜病患，被廣大病家推崇和愛戴。

元至正十八年臨終之際，他囑咐其子道：「醫學亦難矣，汝謹識之。」當地人民爲了緬懷這位「高風不磨、世遠彌聲、仰止者多」（明吳仲珠祭文）的一代名醫，在赤岸修了丹溪墓，墓旁蓋了丹溪廟，内塑丹溪像，以示紀念，現已擴建爲「丹溪陵園」，瞻仰者絡繹不絕。

二、丹溪醫學思想産生的背景和淵源

（一）時代背景

第一，《和劑局方》流弊深廣。

《和劑局方》處方用藥偏於温燥，因其爲朝廷制定和頒發，因此流傳甚廣，造成温燥傷陰、陰虚陽亢的弊端觸目皆是，促使丹溪奮筆疾書，寫下了《局方發揮》，這部書對《和劑局方》的缺點做了深刻批判，如説：「病者一身血氣有淺深，體段有上下，臟腑有内外，時月有久近，形志有苦樂，肌膚有厚薄，能毒有可否，標本有先後，年有老弱，治有五方，令有四時，某藥治某病，某經用某藥，孰爲正治反治，孰爲君臣佐使，合是數者，計較分毫，議方治療，貴於適中。今觀《局方》，别無病源議論，止於各方條述證候，繼以藥石之分兩，修製藥餌之法度，而又勉其多服、常服、久服。殊不知一方通治諸病，似乎立法簡便，廣絡原野，冀獲一二，寧免許學士之誚乎？」

第二，自然地理對丹溪學術思想的影響。丹溪生活在東南沿海地帶，地處卑濕，氣候濕熱，濕熱致病甚多。朱氏「六氣之中，濕熱爲病，十居八九」的觀點以及治病重視祛除濕熱，不能不説是與他的生活地域有很大關係。

（二）學術淵源

第一，丹溪學説與宋元理學。

宋濂謂丹溪「率以理爲宗，非有關於綱常治化，不輕論也」（宋濂《石表辭》），可見程朱理學對丹溪醫學觀點的形成、發展有很大的影響。如他提出的「陽有餘陰不足」的論點，實本諸於理學家對天地陰陽的認識。程顥説：天地陰陽之運，昇降盈虛，未嘗暫息，陽常盈，陰常虧。（《濂洛關閩書》）丹溪以天地陰陽比類人身的氣血，故認爲氣常有餘，血常不足。又如他把人的精神活動和形體功能加以區别。君火雖動，却以静爲常；相火主動，當以静爲節。相火之動，受制於君火之静。在闡明這些醫學道理時，丹溪無疑是吸收了程朱理學動静觀中辯證法的合理部分。

提倡無欲。理學家認爲，道德修養的最高標準是「無欲」。要達到無欲，必須養心於静。周敦頤説：中正仁義而主静，立人極焉。朱熹加以發揮，把心分爲人心和道心。人心爲情所累，受物欲引誘，道心代表天理，出於義理。主張使道心常爲一身之主，人心聽命於道心。要達到「仁」，則要革盡人欲，復盡天命。總之，理學主張清心寡欲，節制聲色嗜好，實施道德修養。丹溪把程朱理學中存天理、滅人欲、人心主静的觀點運用到醫學上，引伸爲收心節欲，使君火以静，相火安位，達到人心每聽命於道心而又能主之以静的境地。這對保持機體的自穩狀態，使相火不妄動，陰精不耗損，於防病延年有着積極的意義。

第二，醫經與師承的影響。

鑒於當時論病處方皆囿於《局方》而對醫學理論缺乏探討，丹溪十分重視對醫學經典的鑽研，他曾説：三十歲時「取《素問》讀之，三年似有所得」，「至四十歲，復取而讀之，顧以質鈍，遂朝夕鑽研，缺其所可疑，通其所可通」（《格致餘論·序》）。他崇尚《内經》爲載道之書，朝夕鑽研，認爲《内經》詞簡而義深，但因去古漸遠，衍文錯簡仍或有之，他曾改正王冰在《内經》中句讀之誤文。這種悉心研究經旨而探本求源的學習精神，對他的臨床實踐起了重要的指導作用。

丹溪醫學思想的形成，除了他溯本窮源、熟諳典籍外，師承的影響，也是重要的因素。其師羅知悌，雖爲河間的再傳弟子，但他未專守一家之言，而旁通張子和、李東垣諸家之説，是一位善於吸收衆長的醫學家。羅知悌在傳授丹溪劉、李、張諸書後，諄諄教導「學醫之要，必本於《素問》《難經》，而濕熱相火爲病最多，人罕有知其秘者。兼之長沙之書詳於外感，東垣之書詳於内傷，必兩盡之，治疾方無所憾。區區陳、裴之學，泥之且殺人」（宋濂《石表辭》）。就在這樣一位學驗俱豐的老師的教導下，加上丹溪本身的學識修養，終能集河間、子和、東垣三家之大成，特别是劉河間《素問玄機原病式·六氣爲病》所論「火熱病機」對其影響最爲深刻。在繼承前賢學術思想和診治經驗的基礎上，丹溪提出了新理論和新方法，形成了獨特的「養陰學派」，與上述三個學派齊名，并稱「金元四大家」。

三、主要學術思想和成就

（一）「陽有餘陰不足」論

丹溪認爲人體的陰陽狀態，即使在正常的生理情況下，也是陽有餘陰不足，氣常有餘，血常不足。這是他運用《内經》「天人相應」理論，結合理學對天地陰陽的認識，以天人類比得出的結論。

丹溪説：「天，大也，爲陽，而運於地之外；地，居天之中，爲陰，天之大氣舉之。日，實也，亦屬陽，而運於月之外；月，缺也，屬陰，禀日之光以爲明者也。」（《格致餘論·陽有餘陰不足論》）這是説天大於地，與日相對屬陽；地小於天，與月相對屬陰。由此引伸到人受天地之氣以生，天之陽氣爲氣，地之陰氣爲血，故氣常有餘，血常不足。再以日實明於月，月缺禀日光，故人身之陰氣，其消長視月之盈缺，因而得出人體陽常有餘，陰常不足。這是丹溪從天體運行的自然現象中，以直覺推導出來的樸素唯物醫學觀。

結合人體生長壯老的生命過程，丹溪認爲人體陰氣是難成易虧。他説：「人之生也，男子十六歲而精通，女子十四歲而經行。是有形之後，猶有待於哺乳水穀以養，陰氣始成，而可與陽氣爲配，以能成人……可見陰氣之難於成。」又根據《内經》年四十陰氣自半，以及男子六十四歲而精絶，女子四十九歲而經斷，指出人體陰氣之成，只供給得三十年。這是丹溪分析生命過程中陰陽盈虚情况，以陰氣難成易虧，得出「陽常有餘，陰常不足」的結論。

正因爲人體在生理狀况下已存在陽有餘陰不足，再加上人之情欲無涯，更易引起相火妄動，耗損陰精，從而加劇陰陽偏頗而發生病變。因此，丹溪的「陽有餘陰不足論」，既説明人體的生理狀况，又涉及到病理變化。

首先，丹溪把「陰氣」作爲人體物質基礎來認識。他認爲，生命過程中，陰氣既難成於前，又由於生命活動的需要和恣情縱欲等原因，不斷地消耗精血等物質，更是易虧於後。這裏所説的「陰氣」，主要是指腎所藏的陰精，誠如他自已所説：「主閉藏者，腎也，司疏泄者，肝也。二臟皆有相火，而其繫上屬於心。心，君火也，爲物所感則易動。心動則相火亦動，動則精自走，相火翕然而起，雖不交會，亦暗流而疏泄矣。」（《格致餘論·陽有餘陰不足論》）於此也不難看出，丹溪所説的「陽有餘」，是指情欲因外在因素的引誘，容易妄動，導致相火熾盛而發生各種病變，并非指人身的真陽而言。所以他諄諄教人要收心養心，不見所欲，使心不亂，以免相火妄動，陰精走泄，并把養陰抑陽作爲養生的主要措施，主張幼年不宜過飽過暖，青年應晚婚節欲，老年飲食宜茹清淡，反對膏粱厚味和服食烏附金石丹劑等燥烈藥物，以達到保全天和、却病延年的目的。後世稱朱丹溪爲「養陰學派」的倡導者，實本諸朱氏的上述觀點。

但是，丹溪片面强調了陽亢耗損陰精的一方面，忽略了陽氣亦能化生陰精的道理。一部分「陽有餘陰不足」的病變，特别是陰虚火旺體質的患者，其本質應是陰精的不足，不能偏執陽有餘。其次，丹溪理解《内經》「年四十而陰氣自半也」，只是陰精不足，而忽視了陽氣衰弱的另一方面；又以生殖之精的來遲去早，作爲「陰常不足」的論據，亦欠全面。其實體現生殖功能精血之來去，這只是生命過程中一個階段現象，不能代表全過程。何况男精女血，皆必賴腎氣所化生。由於「陽有餘陰不足論」本身存在這些論證的不全面性，導致後世醫家的責難，其中以明代醫家張景岳最爲突出，他在《景岳全書·傳忠録》中對丹溪此論作了較詳盡的評述。

張景岳説：「嘗見朱丹溪『陽常有餘、陰常不足』論，謂人生之氣常有餘，血常不足，而專以抑火爲言，且妄引《内經》『陽道實，陰道虚』……强以爲證」，「蓋人得天地之氣以有生，而有生之氣即陽氣也，無陽則無生矣。故凡自生而長，自長而壯，無非陽氣爲之主，而精血皆其化生也，是以陽盛則精血盛，生氣盛也；陽衰則精血衰，生氣衰也。故《經》曰：『中焦受氣取汁，變化而赤，是謂血』，是豈非血生於氣乎？丹溪但知精血皆屬陰，故曰陰常不足，而不知所以生精血者，先由此陽氣，倘精血之不足，又安能陽氣之有餘？由此慮之，何不曰難成之陽氣，而反曰難成易虧之陰氣，是何異但知有母而不知有父者乎？」

這裏張景岳説的「陽」和「氣」是指人身的「真陽」和「元氣」，而丹溪所説的「陽常有餘」「氣有餘」主要是指人身的「邪火」，由於景岳未能深透理解丹溪立論的本意，造成了上述的誤會。

（二）相火論

我國古代哲學認爲，宇宙間一切事物，都處於恒動的狀態中。理學家周敦頤説：動而無静，静而無動，物也；動而無動，静而無静，神也。（《通書·動静》）這是説物質的動静是機械的，動只是動，静只是静，而神的動静却是以静爲動之象，以動爲静之本。朱熹説：静者養動之根，動所以行其静。（《朱子語類》）説明動静是相互爲用、相互轉化的。動非絶對的動，静非絶對的静，静是動的另一種形式，動中也包含着静。丹溪把理學的這些動静觀，結合《内經》運氣學説中運氣與五行的關係，進一步加以闡發。他說：天主生物，故恒於動，人有此生，亦恒於動。又說：凡動皆屬於火。因此人體的恒動，也可歸結爲火。他認爲君火在上，主司精神意識活動，宜静不宜動；相火在下，代表臟腑活動，宜動。他强調相火與生命興衰存亡息息相關，說：天非此火不能生物，人非此火不能有生。還認爲相火是與生俱有的人身動氣，具有動力作用，可以通過臟腑功能活動或病變得以見之，是有形有氣可感的。

丹溪歸納相火的特點是：「生於虚無，守位禀命，因其動而可見。」指出其位在肝腎，肝腎之陰悉具相火，是以肝腎精血爲其物質基礎的。除肝腎而外，丹溪還從臟腑的表裏關係等方面，說明相火與膽、膀胱、心包絡及三焦等臟腑有關。他說：「膽者肝之腑，膀胱者腎之腑，心包絡者腎之配，三焦以焦言，而下焦司肝腎之分，皆陰而下者也。」丹溪還指出，相火之動正常與否同五臟功能活動密切相關，「五火」動而中節是相火正常的關鍵，他說：「彼五火之動皆中節，相火惟有裨補造化，以爲生生不息之運用耳。」因此可以說，凡人體臟腑、氣血、經絡的正常功能和生命的存在，相火起了極爲重要的作用。

尤爲重要的是，丹溪還指出相火的異常變化。他根據《内經》壯火、少火關係的理論，認爲相火之性易動，加上五性厥陽之火相扇，則妄動矣。相火妄動的原因有情志過極、色欲過度、飲食厚味等多方面原因。情欲之傷可激起臟腑之火，醉飽則火起於胃，房勞則火起於腎，大怒則火起於肝。五臟各有火，五志激之，其火隨起。并且相火妄動與心火密切相關。心，君火也，爲物所感則易動，心動則相火亦動。相火之動變化莫測，無時不有，其程度又暴悍酷烈，有甚於君火，妄動的結果是耗損陰精，精自走泄，甚或煎熬真陰，陰虛則病，陰絶則死。這些是丹溪對東垣相火爲元氣之賊的新發揮。

對相火的妄動，丹溪提出以理學的中正仁義主静、人心聽命於道心等清心寡欲措施，達到五火之動皆中節，使相火裨補人身生生不息之用。

此外，丹溪引《原病式》具體列舉了五臟因相火妄動引起的各種病證：「諸風掉眩屬於肝，火之動也；諸氣膹鬱病痿屬於肺，火之昇也；諸濕腫滿屬於脾，火之勝也；諸痛癢瘡瘍屬於心，火之用也。是皆火之爲病出於臟腑者然也。」

總之，丹溪的「相火論」，概括了相火的正反兩方面的作用，亦即對人體生理功能和病理變化的影響。就生理作用而言，相火動而中節，才有裨補造化，以爲生生不息之運用，所以人非此火不能生。丹溪這種觀點，對後世醫家闡發命門相火學説，産生了積極的影響。如張景岳從《内經》「君火以明，相火以位」出發，認爲「志意所出無不從乎形質也」，所以「君相之義無臟不有」，而「總言大體則相火當在命門」（《傳忠録中·君火相火論》）。命門居兩腎中，「爲精血之海……爲五臟六腑之本」，爲「元氣之根，爲水火之宅，五臟之陰氣非此不能滋，五臟之陽氣非此不能發」（《傳忠録下·命門餘義》）。他又指出：水中之火，乃先天真一之氣，藏於坎中，此氣自下而上，與後天胃氣相接而化，此實生生之本也。由此可見，景岳對命門相火的發揮，與丹溪「相火論」的影響，不無關係。

丹溪的相火動氣説，到趙獻可，又有了新的發展。趙氏大力闡揚「命門説」，謂「兩腎俱屬水，但一邊屬陰，一邊屬陽。越人謂左爲腎，右爲命門，非也。命門即在兩腎各一寸五分之間，當一身之中」。後世的命門説，大多以此爲準。趙獻可又着重發揮命門之火爲人身至寶，「命門無形之火，在兩腎有形之中，爲黄庭，故曰五臟之真，惟腎爲根」，「世之養生者、治病者，均以命門爲真主，而加意於火之一字」（《醫貫·内經十二官論》）。他甚至强調命門之火爲人身之主，當稱君火。命門爲生命之門，其重要在心之上。可以認爲趙氏把火作爲生命活動之所繫，在一定意義上來説，是受丹溪相火動氣説的啓發。

此外，丹溪在「陽有餘陰不足論」和「相火論」學術思想的指導下，提出收心養心，清心寡欲，以及節飲食、慎起居等各種攝生方法，從而保存陰氣，却病延年。這在《養老論》《慈幼論》《飲食色欲箴》《茹淡論》等篇中均有所論述，對後世的養生保健和研究老年醫學有一定的影響，至今仍有現實意義。

（二）氣血痰鬱論治心法

丹溪學術思想，除「陽有餘陰不足論」「相火論」而外，在雜病的治療上，王綸歸納爲「氣血痰鬱」四字。王氏在《明醫雜著・醫論》中説：「丹溪先生治病，不出乎氣、血、痰，故用藥之要有三：氣用四君子湯，血用四物湯，痰用二陳湯。久病屬鬱，立治鬱之方，曰越鞠丸」，實道出丹溪雜病治療的精髓。

第一，鬱證論治。

朱氏在《丹溪心法》中明確提出：氣血冲和，萬病不生，一有怫鬱，諸病生焉。

故人身諸病，多生於鬱。其對「鬱」在發病學和病理學上的重要性，可謂繼承了《內經》有關鬱證的理論而尤有重大發揮。朱氏所説的「怫鬱」，不單純指情志鬱結，而是涉及諸多引起「氣血怫鬱」的致病因素，他提出的「六鬱」觀點即是具體體現。何謂「六鬱」？其門人戴原禮在《金匱鈎玄》中説得很清楚：「鬱者，結聚而不得發越也。當昇者不昇，當降者不得降，當變化者不得變化也。此爲傳化失常，六鬱之病見矣。氣鬱者，胸脅病，脈沉澀；濕鬱者，周身走病，或關節病，遇陰寒則發，脈沉細；痰鬱者，動則即喘，寸口脈沉滑；熱鬱者，瞀，小便赤，脈沉數；血鬱者，四肢無力，能食，便紅，脈沉；食鬱者，噯酸，腹飽不能食，人迎脈平和，氣口脈緊盛者也。」

在這裏，戴氏既指出了「六鬱」包括氣、血、濕、熱、痰、食六者之鬱，而且還對其病理機制、臨床症狀作了扼要的記述。至於「六鬱」的治療，朱氏結合臨證經驗，創制了六鬱湯（氣鬱：香附子、蒼术、川芎；濕鬱：蒼术、川芎、白芷；痰鬱：海石、香附、南星、瓜蔞；熱鬱：青黛、香附、蒼术、川芎、梔子；血鬱：桃仁、紅花、青黛、川芎、香附；食鬱：蒼术、香附、針砂醋炒、山梔、神麯炒）和越鞠丸（蒼术、香附、撫芎、神麯、梔子等分爲末，水丸如緑豆大），可謂經世名方，古今臨床廣爲應用，驗案多多。

第二，痰證論治。

痰爲某些疾病的病理産物或致病因素，臨床上有因病生痰和因痰致病二類。丹溪認爲，痰證在臨床上變化多端，症狀不一，舉凡喘、嗽、嘔、利、眩暈、嘈雜、怔忡、驚悸、寒熱痛腫、痞膈壅塞、胸脅間漉漉有聲、背心一片常冰冷、四肢麻痹不仁，均爲痰之所爲。他説：痰之爲物，在人身隨氣昇降，無處不到。還説：百病中多有兼痰者，病人諸藥不效，關脈伏而大者，痰也。據統計《金匱鈎玄》載病近一百四十一種，與痰有關、從痰論治的有四十一種，占四分之一强。所以，程充説：「丹溪治病，以痰爲重，諸病多因痰而生。」（《丹溪心法》）

對痰證的治療，丹溪提出需分標本。嘗謂：「治痰法，實脾土，燥脾濕，是治其本也。」把二陳湯作爲治痰基本方，認爲「二陳湯，一身之痰都管，如要下行，加引下藥，在上，加引上藥」。還將痰分濕痰、熱痰、寒痰、風痰、老痰、食積痰等許多種。針對不同性質的痰，還擇不同的治則和藥物，如濕痰用蒼白术；熱痰用青黛、芩、連；食積痰用山楂、麥芽、神麯；風痰用南星、白附子、天麻、僵蠶；老痰用海石、半夏、瓜蔞等。又説：痰在脅下，非白芥子不能達；在皮裏膜外，非薑汁、竹瀝不可導達；四肢，非竹瀝不開；結核在咽喉中，燥不能出入，用化痰藥，加鹹藥軟堅之味。再指出：痰在腸胃間可下而愈，痰在膈上，必用吐法，瀉亦不能去，强調善治痰者，不治痰而治氣。（《丹溪心法·痰》）這些用藥經驗，對臨床很有參考價值。

第三，氣血論治。

氣血論治是丹溪醫學思想的另一重要組成部分。丹溪繼承了東垣論治重脾胃元氣的觀點，强調「正氣須保護」，而他所説的正氣，當是指氣血而言。「人之所藉以爲生者，血與氣也。」（《格致餘論·澀脈論》）

丹溪認爲：「夫邪所客，必因正氣之虚，然後邪得而客之。苟正氣實，邪無自入之理。」在這種觀點指導下，其氣血論治的特點是重於補虚，多從氣血不足角度考慮。這可從他治氣病善用四君子湯、血病習用四物湯得到印證。丹溪重視保護氣血的學術觀點，貫穿在臨床各科。例如他對痛風證的治療，除以辛熱之劑流散寒濕、發腠行血外，還以四物湯補血養血。瘧疾是「弱質而得深病」，「必先以參、术、陳皮、芍藥等補劑」（《格致餘論·痎瘧論》），病邪雖實胃氣傷者，勿使攻擊；血氣兩虧，痰客中焦出現的神志錯亂，治以補脾清熱導痰。婦科諸疾，更以氣血爲重。胎墮爲血氣虚損、不足榮養之故；難産有屬氣虚，當補其母之氣；難産胞損淋瀝是血氣尤虚，當以參、术峻補之；轉胞以四物湯加二陳湯及參、术。凡此，皆從氣血之虚來論治。

對於氣血實證，丹溪雖多從熱從鬱考慮，以瀉火清熱或疏暢氣血爲治，但仍念及虚的一面，扶正之藥的應用亦不忽視。

可以認爲，丹溪氣血論治是突出護正補虚。這對其後的戴原禮、王綸、汪機、虞摶等人的學術觀點，有着很大的影響。

（四）濕熱觀

中醫有關濕熱病的理論和實踐源遠流長。早在秦漢時期，我國最早的中醫經典著作《内經》就對濕熱病的發病及證候有明確的記述，如《素問·生氣通天論》云：「濕熱不攘，大筋緛短，小筋弛長，緛短爲拘，弛長爲痿」，是把筋肉拘痿的原因歸咎濕熱。《素問·六元正紀大論》云：「四之氣，溽暑濕熱相薄，争於左之上，民病黄癉而爲胕腫。」指出了濕熱是黄癉胕腫的主要病因，其發病與時令節氣有很大的關係。朱丹溪秉承了《内經》的旨意，結合自己的臨證經驗，認爲六氣之中，濕熱爲病，十居八九，確是對《内經》濕熱病因説的重大發展，這自然與朱氏生活於東南沿海一帶，濕熱病廣泛流行有着密切的關係。對於濕熱爲病，朱氏認爲可涉及外感、内傷諸多病證，如《丹溪心法》認爲痢的病因：「赤痢乃自小腸來，白痢乃自大腸來，皆濕熱爲本。」吞酸的病因，指出「吞酸者，濕熱鬱積於肝而出，伏於肺胃之間」。對黄疸病因，嘗謂：「疸不用分其五，同是濕熱。」赤白濁的病因，認爲「濁主濕熱，有痰，有虚」。還强調指出：「痿證斷不可作風治而用風藥」，其發病關乎「濕熱」。諸如此類，不一而足。

丹溪對於濕熱病的治療，《丹溪心法·中濕》有較詳細的記述，已體現出根據濕重、熱重及濕熱并重及邪客部位、正氣盛衰、兼夾證候等情區别而治，對後世處方用藥頗有啓發。這裏尤其值得一提的是，丹溪創制的治濕熱方劑二妙丸（蒼术、黄柏）及後人據此而衍化的三妙丸（蒼术、黄柏、川牛膝）、四妙散（蒼术、黄柏、川牛膝、薏苡仁）均是傳世名方，足見其影響之深遠。

（五）「治未病」思想

「治未病」是中醫的重要特色。早在兩千多年前的《黄帝内經》就明確提出了「聖人不治已病治未病」的著名論點，昭示了「防重於治」的醫學思想，其在世界預防醫學發展史上無疑居於先進地位。朱丹溪即是繼承和弘揚《内經》這一預防醫學思想的名家，他在《丹溪心法》中列「不治已病治未病」專題，指出：「與其救療於有疾之後，不若攝養於無疾之先。蓋疾成而後藥者，徒勞而已。是故已病而不治，所以爲醫家之法，未病而先治，所以明攝生之理。夫如是則思患而預防之者，何患之有哉！此聖人不治已病治未病之意也。嘗謂備土以防水也，苟不以閉塞其涓涓之流，則滔天之勢不能遏；備水以防火也，若不以撲滅其熒熒之火，則燎原之焰不能止。其水火既盛，尚不能止遏，况病之已成，豈能治歟？」朱氏以取類比象的方法，生動形象地説明了「治未病」的重要性。

至於如何「治未病」，朱氏也遵循《内經》的旨意，强調「攝生」是其核心内容和重要舉措，如說：「宜夜卧早起於發陳之春，早起夜卧於蕃秀之夏，以之緩形無怒而遂其志，以之食凉食寒而養其陽，聖人春夏治未病者如此。與鷄俱興於容平之秋，必待日光於閉藏之冬，以之斂神匿志而私其意，以之食温熱而養其陰，聖人秋冬治未病者如此。」又說：「昔黄帝與天師難疑答問之書，未曾不以攝養爲先……既以法於陰陽，而繼之以調於四氣，既曰食欲有節，而又繼之以起居有常，諄諄然以養身爲急務者，意欲治未然之病，無使至於已病難圖也。」其「攝生」方法，涉及到順應四時、飲食起居、精神修養和體育鍛練諸多方面，這與《内經》所述是一脈相承的。再者，對「治未病」思想在疾病治療上的體現，朱氏秉承仲景《金匱要略》「見肝之病，知肝傳脾，當先實脾」的名訓，進一步發揮説：「見肝之病，先實其脾臟之虚，則木邪不能傳；見右頰之赤，先瀉其肺經之熱，則金邪不能盛，此乃治未病之法。」并以「秦緩達乎此，見晋侯病在膏肓，語之曰不可爲也；扁鵲明乎此，視齊侯病至骨髓，斷之曰不可救也」爲例，告誡醫者須明「治未病」的重要性；警示病者不知「治未病」的危害性，可謂用心良苦。

四、丹溪學説的歷史地位

（一）學派及弟子

河間的火熱論到張子和，仍着重於對外來火熱之邪以汗、吐、下三法攻去之。丹溪得羅知悌嫡傳，受河間火熱論的啓示，又對《内經》精心研究，闡揚「陽有餘陰不足」之説。他認爲，河間、子和的瀉火袪邪法，適用於治療濕熱相火諸病；東垣的補中益氣法，有利於心肺脾胃陽氣不能昇舉者，都能超出前人，自成一家，唯對内傷陰虚火旺之證，無所創見。於是提出「滋陰瀉火法」，專於「瀉相火，補真陰」，變河間之學爲滋陰説，獨樹一幟，對後世有深遠的影響。

丹溪門人衆多，可以查考的有趙道震、趙良仁、戴思恭、王履等人。

趙道震，字處仁，金華人。《定遠縣志》對其醫事有簡單記載，謂其：「凡軒岐以下諸書，靡不精究，受學丹溪，所造益深，洪武己巳，徙籍定遠，活人頗多，未嘗言利。永樂丙戌，上命行人召修大典運氣書，震董其事，歸而課子醫業，暇則歌《楚辭》以自適，卒年八十四，所著有《傷寒類證》傳於世。」可以約略得知趙氏精丹溪之學，并熟識運氣學説。

趙良仁，字以德。本爲吴人，據《蘇州府志》載：「張氏踞吴，良仁挈家去浙。」又説：「少試吏憲司，即棄去。從丹溪朱彦修學醫，治療多奇效，名動浙東西。所著《醫學宗旨》《金匱方衍義》，并《丹溪藥要或問》等書。後復來吴，占籍常州，以高壽終。」看來亦深得丹溪心傳。《宗旨》《藥要》兩書筆者未見於世，《衍義》版本甚少流傳，後由清康熙朝周揚俊補注，名《金匱玉函經二注》，據周氏在自序中説：「趙以德先生《衍義》，理明學博，意周慮審，惜乎未有梓本，讀者甚少，更有遺篇，注遞頗缺，余購之二十餘載，未得全璧。因不揣疏陋，擬爲補注，又大半採嘉言之議融合成之。」可以推知，周氏是看到趙著之鈔本，并進行補注，故究良仁之學，可在《二注》中探求。

戴思恭，字原禮，明代浦江人，隨父從學於丹溪。戴氏較爲完整地繼承了丹溪學術思想，不僅深求師意，而且善於發揮，爲丹溪傳人中頗有成就者之一。

戴氏闡發了丹溪「陽有餘陰不足論」之説，指出「陽即言氣，陰即言血」，使丹溪上述觀點更加明白曉暢，切合實用。他認爲氣屬陽而主動，動而中節，方能周流全身，循環不已，外護肌表，内温臟腑百節。氣之所以能周流不息，無微不至，是有賴於肺臟的不斷敷布，故曰肺主治節。當氣動「太過」，一反順降之性，發生衝逆，則可見喘、嘔、躁、驚駭、狂越、癰疽、瘡瘍一類病證，是「氣」反常而化爲「火」。他提出的「氣屬陽動作火論」，實與丹溪「相火妄動爲賊邪」同出一轍。

戴氏認爲血屬陰而主静，静而有守，方能和調於五臟，灑陳於六腑，束於血脈中。營血之所以榮養五臟六腑、四肢百骸，實賴心之統、肝之藏、肺之布、腎之施泄。他説「血者，神氣也，持之則存，失之則亡。是知血盛則形盛，血弱則形衰」（《金匱鈎玄》）。人生於氣交之中，多動而少静，故陽氣易亢，陰血易耗。

由此可見，戴氏繼承了丹溪「陽有餘陰不足」的觀點，突出氣血盛衰論，有獨到的見解。他的學術思想，對後來汪機有很大影響。

王履，字安道，元末江蘇崑山人，丹溪弟子。王氏重視丹溪對醫經的研究。在對《内經》「亢害承制」的理解上比前代醫家王冰、劉河間更有創見。他説：「『亢則害，承乃制』二句……言有制之常與無制之變也。承猶隨也……有防之之義；亢者，過極也；害者，害物也；制者，克勝之也。然所承也，其不亢，則隨之而已，故雖承而不見；既亢，則克勝以平之，承斯見矣……蓋造化之常，不能以無亢，亦不能無制焉耳。」（《醫經溯洄集》）見解精深，具有辯證法觀點。

對《難經》陰陽虚實補瀉，王氏亦有發揮。他在解釋《難經·五十八難》中説：「傷寒陽虚陰盛，汗出而愈，下之則死；陽盛陰虚，汗出而死，下之則愈。」這是説，陰盛陽虚，是寒邪外客；陽盛陰虚，是熱邪内識。表陽虚遭寒侵，助衛陽以解表，汗之而愈，若下之爲引邪入裏。陽熱内盛，必傷陰津，下陽熱以存陰津，汗之助熱劫津當忌。在這以前，許多注家對這節經文亦有注釋，有以陰陽指表裏、尺寸，或六氣病六經言，但均未説清其意。王氏注以陰陽之盛爲病邪，陰陽之虚曰表裏精氣，簡明扼要，合於義理。

可以看出，王氏治學，繼承丹溪源於《經》而不囿於《經》，重視證諸實踐，有發揮有創見，後人評價説：「實能貫徹源流，非漫爲大言以誇世也。」（《四庫全書提要》）

另有劉叔淵，字橘泉，明初吴陵人，未見有著作傳世。

劉純，字宗厚，繼其父叔淵之傳，又復從江左馮庭幹游，實爲丹溪之再傳弟子，著有《醫經小學》等。

非丹溪門人而私淑者有王綸、虞摶、徐彦純、陳無咎等。

王綸，字汝言，號節齋，明浙江慈溪人。在學術上，他專主《内經》而博觀四子，四子即指仲景、河間、東垣、丹溪，認爲「四子之書，初無優劣，但各發明一義耳」。其中東垣、丹溪對他影響最大。他説：人之一身，陰常不足，陽常有餘。又説：火旺致病者，十居八九，火衰成疾者，百無二三。主張自少至老，常補其陰，使陰與陽齊，則水能制火，水昇火降，斯無病矣。（《明醫雜著·補陰丸論》）

虞摶，字天民，浙江義烏人，世居花溪，自號花溪老人。其曾叔祖誠齋曾遊學丹溪，世代以丹溪之學爲宗。《醫學正傳》自序云：「愚承祖父之家學，私淑丹溪之遺風。」可見學有淵源。他所著書中的各種病證，都列「丹溪要語」「丹溪方法」「丹溪活套」等。他對丹溪「陽有餘陰不足論」有獨特發揮，認爲血虚可以從益氣着手，藉助陽氣化生陰血，「血虚者須以參芪補之，陽生陰長之理也」（《醫學正傳》），并説王綸「血虚而用參芪，反耗陰血」的論點是片面的。

另有徐彦純，字用誠，明初會稽人。據楊士奇序《玉機微義》謂其私淑丹溪。著《本草發揮》，又著《醫學折衷》，内中對雜病證治，多采用完素、從正、丹溪等諸家之説，後經劉純續增，更名《玉機微義》。

（二）丹溪學説對後世醫學發展的影響

明清時期，安徽皖南徽州地區（歙縣、休寧、祁門等縣）爲古新安郡屬地，其時名醫輩出，譽滿醫林，時人稱之爲「新安醫家」。丹溪學説至此時，經其門人戴原禮、王履等人整理闡發，已有一定影響。當時東南地區多崇尚丹溪之學，新安醫家中更代有傳人。其中影響較大，對丹溪學説有系統繼承發揮的有汪機、程充、方廣等人。

汪機，字省之，號石山，明安徽祁門人，爲丹溪私淑弟子。其學多宗丹溪，并多有闡發。在醫學理論方面，他沿承丹溪「陽有餘陰不足論」，認爲丹溪以「日明於月」的自然現象印證「氣常有餘，血常不足」，主要是針對養生而論，「無非戒人保守陰氣，不可妄耗損」（《石山醫案·營衛論》）。又説丹溪遇有病氣虚則補氣，血虚則補血，并非專主陰虚論治。在丹溪養陰問題上，糾正後人的片面理解。

汪氏又能以精到的分析，揭示丹溪某些論點的微旨。如丹溪謂氣病補血，雖不中亦無害也；血病補氣，則血愈虚散，是謂誅罰無過，汪氏認爲這是丹溪指妄用辛熱燥烈之品而論，用藥宜偏柔和，勿可過於剛烈，以免耗傷陰精。

汪氏醫學主旨雖宗丹溪，但又旁通東垣，他認爲「丹溪以補陰爲主，固爲補營；東垣以補氣爲主，亦補營也」（《石山醫案・營衛論》）。以營衛之説，横貫兩家，不能不説是對丹溪學説的發展。

程充，字用光，號復春居士，安徽休寧汊口人，亦爲丹溪私淑弟子。「嘗以《丹溪心法》有川、陝二本，妄爲世醫所增附，深懼上有累於朱氏，乃爲之彪分臚列，釐其誤而去其復，以還其舊」（《丹溪心法序》），故對《心法》明代楊楚玉刊陝西本和明代王季瓛刊四川本進行全面修訂。修訂過程中參考《平治會萃》《玉機微義》，并與丹溪曾孫朱賢家藏本對勘。經程氏整編後，每篇首列丹溪原論，次列戴原禮辨證、正方，再次爲附録方，同時又增入外科、倒倉等篇，使《心法》一書比較完整、系統地反映了丹溪的學術思想，程氏是有一定功勞的。

方廣，字約之，號古庵，明代安徽休寧人，亦私淑丹溪者，爲醫名著於時。他認爲程充修訂《心法》，未删附録，又進行删訂，突出正法正方，疾病分門别類，每證下，先列心法，次附方。卷首增丹溪《本草衍義補遺》，并將王節齋《明醫雜著》分隸卷中。經方氏精心删訂，既突出丹溪辨證論治之旨，又簡明切要，是爲《丹溪心法附餘》。

方氏在《丹溪心法附餘》中，對《丹溪心法》内語録加以歸納、注疏，對部分未發之意，則以前賢及自己經驗加以增補。在治療原則上，以辛凉、苦寒之劑，重視陰氣的保護，爲學丹溪而有心得者。

此外，新安醫家徐春圃、孫一奎、程國彭、汪文綺、吴澄等，對丹溪學説均有一定的研究和發揮。

綜上所述，明清時期，丹溪學術思想在新安地區醫家中有較深較廣的影響，而新安醫家對丹溪學説也作了大量的整理工作，并有一定的發揮，其功績是不可泯滅的。

丹溪學説還遠播海外，特别是日本，據林乾良教授考證，朱丹溪學説早在公元十五世紀就傳入日本，在十六世紀有很大發展，到十七世紀達到了高潮。尤其是日人月湖、田代三喜等曾來華攻研丹溪之學，將丹溪學説傳至日本。日本醫學界曾成立丹溪學社，專門研究丹溪學説。顯然，丹溪學説對日本漢醫的形成和發展，起到了很大的作用。又如朝鮮，十五世紀中葉由金禮蒙等編纂的大型醫學類書《醫方類聚》，就輯録了丹溪名著《格致餘論》和《局方發揮》；由許浚編纂的《東醫寶鑒》也大量載録丹溪書籍的有關内容。這對朝鮮傳統醫學的形成和發展，也有積極的促進作用。

朱丹溪作爲杏林巨擘，一代醫宗，雖已成爲歷史人物，但他的風範和學術成就早已載入醫林史册，爲後人傳頌景仰，其學派也不斷得到流傳和弘揚。

就浙江而言，近二十餘年來在傳承和發揚丹溪學派及其代表人物學術思想與診治經驗、文獻整理研究等方面做了大量工作，取得了顯著的成績，如出版了爲數衆多的有關丹溪的論著，召開了數次丹溪學術思想研討會，并成立了省中醫藥學會丹溪分會。

尤其值得一提的是，丹溪故鄉義烏在上個世紀末修葺擴建了「丹溪陵園」（後改名爲「中華養生丹溪文化園」），已成爲中醫藥教育基地。

當然，我們今天爲丹溪樹碑立傳，緬懷他的業績，目的在於激勵人們認真繼承和弘揚丹溪學説和浙江傳統文化的優勢，努力營造文化創新發展的良好氛圍，使新一代的醫藥和文化名人脱穎而出，深信他們的業績和成就，定會高於過去，超越前人。數風流人物，還看今朝！

附録三　朱丹溪年譜

方春陽

元世祖至元十八年辛巳（一二八一）　一歲

誕生於金華府義烏縣赤岸鎮朱姓望族。（《義烏赤岸朱氏宗譜》）

［按］①丹溪謂其先世「兄弟七人，聯登甲科」。（《宗譜》）

②宋濂云：「烏傷之赤岸有望宗曰朱氏，出於漢槐里令雲。槐里七世孫晋臨海太守汎，實自平陵來遷。臨海之孫東陽太守恒，東陽之孫金威將軍禮，亦皆仕於晋。至金威之曾孫幼始事齊，歷守高辛、平昌、淮陽三郡，轉揚州刺史。揚州十四世孫某，有四丈夫子，生十八孫，知其後必蕃，而患無以爲徵，周廣順間，乃冶鐵作羅漢像，人授其一，俾散居州境中，若今赤岸，則其一族也。七傳至三府君良佑，益以建善惇業繼其宗。」（《宋文憲公全集·故裕軒先生墓碣銘并序》，《宋文憲公全集》，以下簡稱「宋集」）

③宋濂云：「府君生某，某生迪功郎桂，迪功生鄉貢進士環，先生之大父也。父諱元。」（《宋集·故丹溪先生朱公石表辭》，以下簡稱「石表辭」）

④母戚氏，爲宋朝奉郎知袁州事如琥之曾孫、從政郎廣德軍司法參軍宋祥之孫、貞孝先生紹之女。（《宋集·元故朱夫人戚氏墓銘》）

⑤丹溪曾伯祖朱杓，精岐黃，著《本草千金方》《衛生普濟方》。從祖朱叔麒，宋咸淳四年進士，爲縣尹州佐，兼通醫學，晚歲以醫爲事。（《宗譜》）

⑥烏傷，爲義烏之古稱；赤岸，舊名爲蒲墟。丹溪云：「義烏去縣南四十五里，鄉爲雙林，里曰蜀山，其中村聚，舊曰蒲墟。因村之民朱、王二氏相爲婚姻……車馬服飾之盛，照映溪岸，鄉人榮之，故更曰赤岸。」（《宗譜》）

⑦宋濂云：「先生所居曰丹溪，學者尊之而不敢字，故因其地稱之曰丹溪先生云。」（《宋集·石表辭》）吴之器云：「廉訪使者薦之於朝，震亨辭不受，郡邑咸尊遇之，號之曰聘君。」（《婺書·朱聘君傳》）

元成宗元貞元年乙未（一二九五）　十五歲

父元（字子初，生宋景定癸亥十二月十八日，卒元元貞乙未十月十日）病卒，家道中落。母戚氏教子有恩而嚴。（《宗譜》）

［按］宋濂云：戚氏「喪其夫，三子皆幼。時宋亡爲元，盗起旁縣，焚廬舍剽劫，家單甚。夫人艱勤悲悴，事舅姑無怠容，遇諸子有恩而嚴。少子嘗戲取人一鷄卵，夫人怒曰：是乃所當取耶？笞而責還之……觀丹溪可知夫人賢，觀夫人其子之賢益可徵」。（《宋集·元故朱夫人戚氏墓銘》）

元成宗大德六年壬寅（一三〇二）　二十二歲

尚俠氣，因包銀之令爲民請命。

［按］①宋濂云：「包銀之令下，州縣承之，急如星火，一里之間，不下數十姓，民莫敢與辨。先生所居里僅上富氓二人。郡守召，先生自臨之。曰：此非常法，君不愛頭乎？先生笑曰：守爲官，頭固當惜，民不愛也。此害將毒子孫，必欲多及民，願倍輸吾産當之。守雖怒，竟不能屈。」（《宋集·石表

辭》）

②包銀爲元代對漢民户所徵之賦税項目。《元史·食貨志》：「包銀之法，憲宗乙卯年始定之……及平江南，其制益廣。至元二十八年，以《至元新格》定科差法……成宗大德六年，又命止輸絲户每户科俸鈔中統鈔一兩，包銀户每户科二錢五分，攤絲户每户科攤絲五斤八兩。絲料限八月，包銀、俸鈔限九月，布限十月。」

元成宗大德七年癸卯（一三〇三）　二十三歲

長子嗣衍生。（《宗譜》）

元成宗大德八年甲辰（一三〇四）　二十四歲

弟子趙良本生。

［按］宋濂云：「太初子諱良本，字立道……翰林待制柳文肅公貫，太初子父友，雅愛太初子爲人，命從朱先生震亨游。朱先生，老儒，通醫術，最嚴毅，不許可庸俗士，獨樂太初子，盡傳以其術。太初子謂『吾欲及物，而患無

其道，今乃得之』，遂發其術濟病者。寠人來問藥，與畢麾去，不取價。監察御史聞太初子精於醫，薦於朝，授以醫學正，太初子笑不就。」又云：「洪武六年太初子卒，年七十。」（《宋集·太初子碣》）

元成宗大德九年乙巳（一三〇五）　二十五歲

葛乾孫生。葛乾孫與朱震亨齊名，相友善。

［按］①《明史·方伎傳》：「葛乾孫，字可久，長洲人。父應雷，以醫名。時北方劉守真、張潔古之學未行於南。有李姓者，中州名醫，官吴下，與應雷談論，大駭嘆，因授以張、劉書。自是江南有二家學。乾孫體貌魁碩，好擊刺戰陣法。後折節讀書，兼通陰陽、律曆、星命之術。屢試不偶，乃傳父業。然不肯爲人治疾，或施之，輒著奇效。名與金華朱丹溪埒。」

②徐顯云：「至正壬辰，徽寇轉掠江浙，吴人震恐。浙西廉訪僉事李公仲善，請與君圖。君勸城之，因守以討賊，仍請身任其事。李公壯其言，然其計，卒城之，而民賴以安。明年癸巳春正月，與予游開元佛舍，私與予言：吾聞中原豪杰方興，而吾不及預，命也夫！又云：六氣淫厲，吾犯司

地，殆將死矣。如期，必於秋。予曰：何至是！逾月果疾，予往視之，則猶談笑無他苦。秋七月，沐浴竟，遂偃然而逝，年四十有九。」（元徐顯《稗史集傳》）

③都穆云：「元江浙行省有某平章者，將之任，道間忽染中風，四肢不舉，延吾鄉葛可久治之。可久登其舟，金華朱彦修先在，二公素相聞而不相識，見之甚歡，乃共脈平章。彦修曰：疾已殆，不可藥矣。可久曰：吾固知其殆，然尚有一針法。彦修曰：君之針第可運其二肢，無益也。左右强可久針，針入，如彦修之言。彦修問平章家道里遠近，以指計之，謂左右曰：即回尚可抵家，稍遲無及矣。後平章還，果以及門而卒。」（明《都公譚纂》）

④徐禎卿云：「朱彦修治浙中一女子瘵，且愈，頰上兩丹點不滅。彦修技窮，謂主人曰：須吴中葛公耳，然其人雄邁不羈，非子所致也，吾遺書往，彼必來。主人悦，具供帳舟楫以迎。使至，葛公方與衆博大叫。使者俟立中庭，葛公瞠目視之曰：爾何爲者？使者舉牘跪上之。葛公省書，不謝客

行，亦不返舍，遂登舟。比至，彦修語其故，出女子視之。可久曰：法當刺兩乳。主人難之。可久曰：請覆以衣。援針刺之，應手而滅。主人贈遺甚豐。可久笑曰：吾爲朱先生來，豈責爾報耶？悉置不受。」（明徐禎卿《異林·藝術》）

⑤李紹文云：「葛脈一人曰：子三年疽發背，不救矣。朱教以日飲梨汁，不致大害。後果無恙。葛知其故，嘆曰：竟出朱公下，何醫爲！悉取平生所論著焚之，曰留之適以禍人。」（《明世説新語》）

元成宗大德十一年丁未（一三〇七）　二十七歲

弟子戴士垚生。

[按] 宋濂云：「君諱士垚，其字仲積，婺浦江人。生於大德丁未八月十九日。」（《宋集·戴仲積墓志銘》）

元武宗至大三年庚戌（一三一〇）　三十歲

有志於醫，始讀《素問》。（《格致餘論·自序》）

宋濂生。（《宋集·行狀》）

元仁宗皇慶二年癸丑（一三一三）　三十三歲

從祖朱叔麒卒。（《宗譜》）

［按］朱叔麒存心仁慈，醫德高尚，對丹溪影響甚深。《宗譜》：「其在官，獄囚有疾，必治善藥，親臨飲之……其在家，儲藥於室，扁曰存恕，以示及人之意。鄉里以疾告，必自爲治藥，又自視烹之，又自視飲之。曰：藥雖善矣，烹之不如法，勿驗也；飲之不以其時，亦勿驗也。疾者之望療，如望拯溺。」「嘗烹藥於器，携一童晨往病家，馬驚，墜於水，霜天寒甚，起立無慍色，亟索衣易之，上馬復往。時已老矣，其急於濟人如此。」

元仁宗延祐二年乙卯（一三一五）　三十五歲

治母病獲愈。（《格致餘論·自序》）

弟子趙良仁生。（《浦陽趙氏宗譜》）

［按］①《浦陽趙氏宗譜》：趙良仁號雲居，爲良本之弟，自幼與兄師事吴萊、柳

貫，會戴士垚挈子思恭將至義烏從學於丹溪，良仁兄弟從父命偕行。丹溪見其穎悟絶倫，遂盡傳其學。著有《醫學宗旨》《金匱方衍義》《丹溪藥要或問》。

②王鏊云：「趙良仁，字以德，其先於宋有屬籍。良仁少試吏憲司，即棄去，從丹溪朱彦修學醫。治療多有奇效，名動浙東西……張氏據吴，良仁挈家去浙。後復來吴，占籍長洲，以高壽終。」（《姑蘇志·人物》）張氏，指張士誠。

元仁宗延祐三年丙辰（一三一六）　三十六歲

赴東陽八華山，師事許謙，受朱熹之學。時許謙四十七歲，患病，鼓勵震亨學醫。

［按］①宋濂云：「（丹溪）尚俠氣，不肯出人下。鄉之右族或陵之，必風怒電激，求直於有司。上下摇手相戒，莫或輕犯。時鄉先生文懿許公講道東陽八華山中，公上承考亭朱子四傳之學，授受分明，契證真切，擔簦而從之者，亡慮數百人。先生嘆曰：丈夫所學，不務聞道，而唯俠是尚，不亦惑乎？

乃摳衣往事焉。……公爲開明天命人心之秘，内聖外王之微。先生聞之，自悔昔之沉冥顛隮，汗下如雨。由是日有所悟，心扃融廓，體膚如覺增長。每宵挾册坐至四鼓，潛驗默察，必欲見諸實踐，抑其疏豪，歸於粹夷。理欲之關，誠僞之限，嚴辨確守，不以一毫苟且自恕。」（《宋集·石表辭》）

②胡翰云：丹溪「年逾三十，更感發爲學，從文懿許先生謙游，講學八華山中，理義大有得焉。於是向之杰然，一變而爲粹然也」。（《宗譜·憶丹溪先生哀辭》）

③戴良云：「一日，文懿謂曰：吾卧病久，非精於醫者，不能以起之。子聰明異常人，其肯遊藝於醫乎？翁以母病脾，於醫亦粗習，及聞文懿之言，即慨然曰：士苟精一藝，以推及物之仁，雖不仕於時，猶仕也。乃悉焚棄向所習舉子業，一於醫致力焉。」（《九靈山房集·丹溪翁傳》）

④許謙，字益之，晚號白雲山人。金華人。幼孤力學，受業於金履祥，傳朱熹之學。於書無所不讀，不出里閭者四十年。公卿累薦，終莫能致。晚年講學，至誠諄悉，内外殫盡，從游者千餘人。世稱白雲先生，卒謚文懿。

（《元史·許謙傳》）

元仁宗延祐四年丁巳（一三一七）　三十七歲

八月，鄉試失利。

祖父朱環卒，享年八十六歲。（《宗譜》）

［按］①丹溪初習舉子業，旋即棄去，惟俠是尚，後復從許謙游，「歲當賓興，先生應書秋闈，幸沾一命，以驗其所施，再往，再不利」。（《宋集·石表辭》）

②朱環字君玉，號存齋，宋寶祐戊午鄉試第二十八名。《宋集》有傳，謂「赤子時無兒啼聲，仲父桂奇之，養爲子。桂後生璧及定周，因外環。環益孝謹，凡勞事皆服行，不知有寒暑」。

元仁宗延祐七年庚申（一三二〇）　四十歲

再應鄉試，仍失利，遂棄舉子業，專志於醫。重讀《素問》，并致力於家鄉公益。

［按］①《義烏縣志·理學》謂「當賓興，再往不利，於是益研磨醫學，且曰：

吾既窮而在下，澤不能致遠，其可遠者，非醫將安務乎？」

②胡翰云：丹溪「乃喟然嘆曰：吾學冀有聞焉爾，科之利不利，天也，吾安能取必哉！言歸之田，以尋素業。俄許先生病，以醫爲囑。退，伏念生十四年而哭其父，當其病之未革也，醫寧盡其術哉？終天之恨靡及，在三之義斯存，爰始溯醫家者流，究岐黄之術」。（《宗譜·憶丹溪先生哀辭》）

③《格致餘論·自序》：「猶慮學之未明，至四十歲，復取而讀之。顧以質鈍，遂朝夕鑽研，缺其所可疑，通其所可通。」

④宋濂云：丹溪「再往再不利。復嘆曰：不仕固無義，然得失則有命焉。苟推一家之政，以達於鄉黨州閭，寧非仕乎？先是，府君置祭田三十餘畝，合爲一區，嗣人遞司穡事，以陳時薦，然有恒祭而無恒所。先生乃即適意亭遺址，建祠堂若干楹，以奉先世神主，歲時行事。復考朱子家禮，而損益其儀文。少長咸在，執事有恪，深衣大帶，以序就列，宴私洽比，不愆於禮。適意亭者，府君所造，以延徐文清公之地，先生勿忍其廢，改創祠堂之南，俾諸子侄肄習其中」。（《宋集·石表辭》）府君，指丹溪五世祖東

堂；徐文清公，指理學家徐僑。均係宋人。

元英宗至治元年辛酉（一三二一）　四十一歲

參與增修《宗譜》。（《宗譜》）

賦合譜詩：丹溪和西軒公云：「汏爲瓦礫篩爲糠，多羨幽蘭澗谷香。地接桃溪聞北阮，譜傳槐里到東陽。未逢騏驥先求骨，堪作參苓處在囊。棣萼翩翩荆樹老，穩教人喚鄭公鄉。」西軒原唱云：「蟬聯槐里世多良，湖海知君姓氏香。誰道少微明午夜，只緣丹鳳在朝陽。汪洋性理言盈耳，拯濟岐編藥在囊。一自東陽傳譜後，蒲墟源接義和鄉。」（《宗譜》）

爲許謙治病，時許謙五十二歲。（明樓英《醫學綱目》，清魏之琇《續名醫類案》）

元英宗至治二年壬戌（一三二二）　四十二歲

三月，以倒倉法治癒許謙痼疾。（《醫學綱目·與戴肅齋書》《丹溪先生心法》）

元英宗至治三年癸亥（一三二三）　四十三歲

妻戚氏六月十二日卒，享年四十五歲。（《宗譜》）

從子嗣汜生。（《宗譜》）

［按］①宋濂云：「戚氏，道一書院山長象祖之女，先三十五年卒。子男二：嗣衍、玉汝，嗣衍亦先三年卒。女四：適傅似翁、蔣長源、呂文忠、張思忠。孫男一：文楃。女二：一適丁榆，一尚幼。」（《宋集·石表辭》）②《義烏縣志·方技》：朱玉汝「與從弟嗣汜俱以醫名」。嗣汜受業於丹溪，故云。

元泰定帝泰定元年甲子（一三二四）　四十四歲

弟子戴思恭生。（《明史·方伎傳》）

元泰定帝泰定二年乙丑（一三二五）　四十五歲

外出千里求師。途經定城，始得觀《原病式》、東垣方稿。夏，謁羅知悌於武林；秋，始得受業。時震亨已有醫名。（《格致餘論》）

［按］①戴良云：丹溪習醫，初亦手鈔《局方》，晝夜揣摩，旋悟「操古方以治今病，其勢不能以盡合，苟將起度量，立規矩，稱權衡，必也《素》《難》諸經乎？然吾鄉諸醫，鮮克知之者」。（《九靈山房集·丹溪翁傳》）

②范行準云：丹溪「至杭，聞詩人陳芝岩言，始受業於中官羅知悌之門」。（《朱震亨評傳》）

③宋濂云：「時方盛行陳師文、裴宗元所定大觀二百九十七方。先生獨疑之曰：用藥如持衡，隨物重輕而爲前却，古方新證，安能相值乎？於是尋師而訂其説，渡浙江，走吴，又走宛陵，走建業，皆不能得。復回武林，有以司徒羅知悌爲告者。知悌字子敬，宋寶祐中寺人。精於醫，得金士劉完素之學，而旁參於李杲、張從正二家，然性倨甚。先生謁焉，十往返不能通。先生志益堅，日拱立於其門，大風雨不易。或告羅曰：此朱彦修也。君居江南而失此士，人將議君後矣。羅遽修容見之，一見如故交。爲言學醫之要，必本於《素問》《難經》，而濕熱相火爲病最多，人罕有知其秘者。兼之長沙之書詳於外感，東垣之書詳於内傷，必兩盡之，治疾方無所憾。

區區陳、裴之學，泥之且殺人！先生聞之，夙疑爲之釋然。」（《宋集·石表辭》）

④《杭州府志·人物》（成化舊志）云：「羅知悌，字子敬。以醫侍穆陵，甚見寵厚。丹溪朱彦修志醫，遍歷江湖，不遇明者。還至武林，遇知悌，候門下三載，始得見。知悌愛其誠，盡以其術授之，彦修遂以醫名東南。知悌能詞章，善揮翰。貧病無告，予之藥，無不愈者，仍贍以調理之資。」穆陵，指宋理宗。宋恭帝德祐二年，元兵破臨安，擄宋帝、太后等北行，知悌亦隨入元都。文中「三載」當爲「三月」之誤，有丹溪自述爲證。

⑤孔克齊云：「羅太無（知悌），錢唐人，故宋宦官也。侍三宫入京，後以疾得賜外居，閉門絶人事。處一室甚潔，夏則設廣帷，起卧飲食皆在焉。旁有小烓竈一，几一，設酒注大小三，盞斝六。遇故人至，則啓關納之，必問膳否，否則留過午，度路程遠近，使從卒輩引去。至酒畢，復候爲期。以客之多寡，用注之大小。酒不過三行，果脯惟見在易辦者。客雖多，不過五六人也。好讀書史，善識天文、地理、術藝。武夷杜本伯原嘗私問之，

多所指教，因得其秘略云。時乃侄官至司徒，亦宦者也，權勢正炎炎，凡貴近公卿莫不候謁諛附。適遇歲朝，司徒者自内請謁太無，太無掩門不納。司徒稱名大呼，以首觸扃。從官偕至者，動以百騎，驚惶失色。俄太無於户内呼司徒名，款應之曰：你阿叔病，要静坐，你何故只要來惱我！便受得你幾拜，却要何用！人道你是泰山，我道你是冰山。我常對你説，莫要如此，只不依我。阿叔莫顧我你，你若敬我時，對太后宫裏，明白奏我老且病頹，乞骸骨歸鄉，若放我歸杭州，便是救我。司徒於是特奏，可其請。太無以所積金帛玩好，皆散與鄰坊故人無遺，惟存書籍數十部，束於車後褥上。囑其侄司徒曰：我不可靠你，你亦不可靠勢。至於再三，乃登車出齊化門，仰視而笑曰：齊化門從此别矣，我再不復相見你矣。遂到杭，逾年病卒。司徒者，不遵乃叔父之訓，弄權不已。後以贓受湖州人田土坐罪，流遠方卒，而太無乃得終於鄉里云，泰定間事也。偶因親友林叔大提舉言及此，可謂有先識者，遂記其略如此。至正丁酉冬十一月也。杭州七寶寺，乃羅司徒所建者。」（《静齋至正直記·羅太無高節》）

元泰定帝泰定三年丙寅（一三二六）　四十六歲

繼續學醫，手鈔東垣方稿。羅知悌年事已高，賴其爲輔。（《格致餘論·張子和攻擊法論》）

元泰定帝泰定四年丁卯（一三二七）　四十七歲

羅知悌卒，震亨爲之營葬，盡得其學以歸。

［按］①據史常永先生考證，羅知悌卒於本年夏秋之際，文見《中華醫史雜志》一九八〇年第一期。

②戴思恭云：「太無羅知悌者……吾師丹溪先生聞而謁焉，五造始得通。喜曰：吾道賴子不泯矣。乃悉所聞授焉。居三年而太無辭世，先生爲之營葬乃歸。」（《羅太無先生口授三法·序》，引自《醫史文獻理論叢刊》一九七九年第三期）

③戴良云：丹溪「居無何，盡得其學以歸」；又云：「遇病施治，不膠於古方，而所療皆中。然於諸家方論，則靡所不通，他人蔪蔪守古，翁則操縱

取捨，而卒與古合。」（《九靈山房集·丹溪翁傳》）

④吴之器云：「學成而歸，每治疾，往往以意爲之，巧發奇中，按之書，無有也。諸醫皆驚，已而訕且排之，卒乃大服，願爲弟子。其名籍甚，遍浙河東西，以至吴中，罕不知有丹溪生者。」（《婺書·朱聘君傳》）

⑤盧和云：丹溪「得羅知悌傳，取《素問》而下諸書讀之，研精覃思，融會貫通，於是而折其衷，若仲景之外感、東垣之内傷、戴人之攻擊，與夫業擅一家者，咸均有而時出之」。（《丹溪先生醫書纂要·自序》）

元文宗天曆二年己巳（一三二九）　四十九歲

宋濂二十歲，與震亨爲忘年交。

［按］①宋濂，字景濂，號潛溪。浦江人。明初文學家，曾受業於吴萊、柳貫、黄溍。英敏强記，博通五經。元時授翰林院編修，以親老固辭。隱居龍門山，著書十餘年。後仕明，召爲纂修《元史》總裁官，官至翰林學士承旨兼太子贊善大夫，深得明太祖朱元璋寵信。明初製作禮樂，多所裁定，卒謚文憲，著作甚富。（《明史·宋濂傳》）

②宋濂云：「蓋自加布於首，輒相親於几杖間，訂義質疑，而求古人精神心術之所寓，先生不以濂爲不肖，以忘年交遇之，必極言而無所隱，故知先生之深者，無逾於濂也。」（《宋集·石表辭》）又云：「予嘗從先生游，而交原禮諸父間甚久。」（《宋集·題朱彦修遺墨後》）可知宋濂與丹溪過往甚密，交情頗深，其所撰《石表辭》，公認爲研究丹溪之重要資料。他如丹溪母親之《墓銘》，《格致餘論》之《題辭》，以及《蜀墅塘記》等文，均出其手筆，其全集堪稱丹溪史料之淵藪。

元文宗至順二年辛未（一三三一）　五十一歲

主持修葺朱氏祠堂，作《牖銘并序》。（《宗譜》）

［按］《丹溪先生牖銘并序》云：「由是作爲自警之辭，揭諸牖以備觀覽。蓋取曾子三省之意，亦以示諸子姓云爾。」銘文内容頗爲廣泛，有關養生保健者，如「養胃以全生，食無過飽；恐因小以失大，酒無過醉」；「鬱悶須排遣，庶可安分以免疾；怒忿當静默，乃能自遏而起畏」等；有關道德修養者，如「不粗暴以取嫌，不卑屈以取媚。不妄言以自欺，不文過以自蔽。不掠美而

市恩，不責報而施惠。不與人以勞，而自取以安；不與人以難，而自取以易」等；有關激勵後生者，如「人爵非榮，分陰爲貴」，「讀性理書，立道德志」等；亦有關於日常瑣細、節儉治家者，如「賤價之物貨，必有貴時，須用收拾；久年之簿籍，或有用時，慎勿輕棄」等，最後表示願與後輩共勉：「震亨常目在之，後生尤宜深記。」（《宗譜》）

元寧宗至順三年壬申（一三三二）　五十二歲

弟子王履生。

［按］①《明史·方伎傳》云：「王履，字安道，崑山人。學醫於金華朱彦修，盡得其術。」

②錢謙益云：「篤志問學，博通群籍。教授鄉里，爲後進楷則。能詩文，工繪事。精於醫藥，盡得金華朱彦修之傳。著醫書累百卷。洪武十六年秋七月，游華山，作圖四十幅，記四篇，詩一百五十首。自有華山以來，游而能圖，圖而能記，記而能詩，窮攬太華之勝，古今一人而已。」（《列朝詩集小傳》）

③李濂云：「余讀王安道《泝洄集》二十一篇，未嘗不深嘆其察理之精云。首篇謂神農嘗百草爲《淮南子》之妄，嗣論四氣所傷、五鬱、二陽病、中暑中熱之辨，咸有至理，非苟作者。近時王文恪公鏊有曰：始余讀《泝洄集》，知安道之深於醫，不知其能詩也。及修《蘇州志》，知其能詩，又工於文與畫也。嗚呼！畫末技耳，詩文姑舍是，余於安道之醫，深有取焉爾。」（《醫史》）

元惠宗元統元年癸酉（一三三三） 五十三歲

八月，客居金華，居胡翰家。治癒葉儀滯下危證。

爲梅溪樓氏始祖竹山公題像讚：「天福有德，克鞏克昌。子子孫孫，勿替引長。」落款爲「丹溪朱震亨」，印章文同，陽文。（《梅溪樓氏宗譜》）

[按]①《金華府志·人物》：胡翰「自幼聰睿，志氣異群兒……長從吴師道授經，從吴萊學古文詞，又登許謙之門，獲聞考亭相傳的緒……遭時不靖，避地南華山中……太祖定金陵，遣使召翰入見……除衢州府學教授。洪武乙卯，與修《元史》。分撰英宗、睿宗本紀，及丞相拜住等傳。書成，賜白

金文綺。辭歸，卜居長山之陽。學者稱曰長山先生。卒年七十五」。

②胡翰云：「余辱同門，申之以婚姻。（丹溪）每入城，不以敝廬不足留，留或信宿。士大夫相過，坐席恒滿。劇談古今天下事，至安危休戚之會，慷慨悲凄，或泣下數行，意象類齊魯奇節之士。」（《宗譜・憶丹溪先生哀辭》）

③《金華府志・人物》：「葉儀，字景翰。受學於白雲許公……太祖下金華，召儀爲五經師，以老疾辭，隱居養親。所著書有《南陽雜稿》等集。」

④俞震：「（葉儀）嘗與丹溪俱從白雲許先生學。」（《古今醫案按・痢》）

⑤葉儀記云：「歲癸酉秋八月，予病滯下，痛作，絶不食飲。既而困憊，不能起床，乃以衽席及薦闞其中，而聽其自下焉。時朱彦修氏客城中，以友生之好，日過視予，飲予藥。但日服而病日增，朋游嘩然議之，彦修弗顧也。浹旬病益甚，痰窒咽如絮，呻吟亘晝夜。私自虞，與二子訣，二子哭，道路相傳謂予死矣。彦修聞之，曰：此必傳者之妄也。翌日天甫明，來視予脈，煮小承氣湯飲予。藥下咽，覺所苦者自上下凡一再行，意冷然。越

日遂進粥，漸愈。朋游因問彦修治法，答曰：前診氣口脈虚，形雖實而面黄稍白，此由平素與人接言多，多言者中氣虚；又其人務竟己事，恒失之餓而傷於飽，傷於飽其流爲積，積之久爲此證。夫滯下之病，謂宜去其舊而新是圖，而我顧投以參、术、陳皮、芍藥等補劑十餘帖，安得不日以劇？然非此浹旬之補，豈能當此兩帖承氣哉！故先補完胃氣之傷，而後去其積，則一旦霍然矣。」（《古今醫案按·痢》）

元惠宗至元二年丙子（一三三六）　五十六歲

至浦江麟溪，爲鄭氏纂定家範。

［按］①宋濂云：「浦陽鄭太和十世同居，先生爲之喜動顔面。其家所講冠婚喪祭之禮，每咨於先生而後定。」（《宋集·石表辭》）

②《浦江縣志·流寓》：「震亨嘗至浦之麟溪，爲鄭氏纂定家範。」又《孝友》：「至元元年冬，以太常博士柳貫上狀復其家，部使者余闕爲書浙東第一家褒之。」其家纂定家範，當在受褒之後。

元惠宗至元三年丁丑（一三三七）　五十七歲

許謙疾革，震亨侍側。十月，謙卒。

［按］①黄溍云：許謙「三年冬十月，疾復作，門人朱震亨進，曰：先生視稍偏矣。先生更肅容端視，頃之，視微瞑，遂卒。」（《黄文獻公全集·白雲許先生墓志銘》）

②《義烏縣志》：謙「疾革，震亨侍側」。

元惠宗至元四年戊寅（一三三八）　五十八歲

赴浦江九靈山爲戴士垚母治病。

［按］①宋濂云：「母夫人（戴士垚之母）病久不瘳，醫之知名者，君悉迎致，其藥餌之品，多附子、靈砂之屬，錢動數萬計。君營治勤悴，而病益以增。後遇烏傷朱君彦修，始知其藥之非，方圖改法，而母病不可爲。君痛迫於心，旦暮號泣，幾不能終喪。」戴士垚痛母之逝，嗣後遂發憤治醫：「吾母不可復作，而他人之有親也，醫復持是殺之，其禍不亦慘乎！乃悉取《素》

《難》《靈樞》《甲乙》《太素》等書讀之，復奉幣彥修以質其疑問，盡得金名醫劉完素、張從正、李杲三家之説。不數年來，隱名動吳越間，有不遠數百里來迎者。君以脈證形色定人死生，治不治輒先喻日期，後僂指徵之，百不失一二。」（《宋集・戴仲積墓志銘》）

②宋濂云：「先生之弟子雖衆，得其真切者，惟仲積父子爲優。仲積不幸早世；原禮以其學行於浙河之西，從之者日益多，由是先生之道沾被滋廣。」（《宋集・題朱彥修遺墨後》）戴士垚有子思恭、思溫，父子同師丹溪。

元惠宗至正元年辛巳（一三四一）　六十一歲

杜本著《敖氏傷寒金鏡録》，杜本與羅知悌相友善。與丹溪有交往。

[按]①杜本，字伯原，人稱清碧先生，清江人。平居書册未嘗釋手，經史多手寫成集。博學善文，志行高潔。屢徵不起，隱居武夷山中學道。與羅知悌相友善，「嘗私問之，多所指教，因得其秘略云」。（《静齋至正直記・羅太無高節》）編著《敖氏傷寒金鏡録》，爲舌診專著之濫觴；并著有《診論》一書，惜已失傳。

②俞弁云：「元杜清碧學道武夷，至婺源，病腦疽，自治不愈。朱丹溪往視之，曰：何不服防風通聖散？清碧曰：已服數四矣！丹溪曰：盍以酒制之？清碧乃悟，服不盡劑而愈。自此心服丹溪。」（《續醫説·古今名醫》）

元惠宗至正二年壬午（一三四二）　六十二歲

正月，主持更定族中祭禮。（《宗譜·丹溪翁書記後》）

元惠宗至正三年癸未（一三四三）　六十三歲

戴思恭受業於震亨，時年二十歲。

［按］①《明史·方伎傳》云：「戴思恭，字原禮。浦江人。以字行。受學於義烏朱震亨。震亨師金華許謙，得朱子之傳；又學醫於宋内侍錢塘羅知悌，知悌得之荆山浮屠，浮屠則河間劉守真門人也。震亨醫學大行，時稱爲丹溪先生。愛思恭才敏，盡以醫術授之。洪武中，徵爲御醫，所療治立效，太祖愛重之……太祖崩，太孫嗣位，罪諸醫，獨擢思恭太醫院使。」

②鄭沂云：思恭「才弱冠，從府君謁丹溪，即蒙期待甚至，議論竦動倫輩。

於是公游丹溪之門二十餘年，歲二十餘往返。其於講學切問，皆聖賢宏奥，醫特一事耳」。（《建溪戴氏宗譜·明奉政大夫太醫院使顯一府君行狀》）

③宋濂云：「原禮生儒家，習聞詩禮之訓，惓惓有志於澤物，乃徒步至烏傷從朱先生彦修學。先生見其穎悟倍常，傾心授之。原禮自是識日廣，學日篤。出而治疾，往往多奇驗……劉之學，朱先生得之最深，大江以南醫之道本於《内經》，實自先生發之。原禮乃其高第弟子，其用心也篤，故造理爲特精；其傳授有要，故察證無不中，亦可謂賢也已矣。」（《宋集·送戴原禮還浦陽序》）劉，指完素。劉完素治《内經》最有心得，丹溪頗受其影響。

④戴思恭弟思温，字原直，號益齋，亦爲丹溪入室弟子。劉春浩云：「丹溪原委皆親授，秘監文章不浪誇。」（《建溪戴氏宗譜·送益齋府君挽詩》）《浦江縣志·方技》：「少嘗以醫術出遊吴楚，東沿淮泗至齊魯。往來公卿間，虚左而俟、束帛而迎者，不可勝數。其志高而氣盛，每酒酣談論，雜以嘲笑，鋒穎横出，意氣蓋一座。既而自少其所爲，究心聖賢之書，謂

《易》之遷善改過，莫善於益，以『益』名其齋，而日自斂戢。朋儕會集，各吐所長，原直恂恂然，非切中道理，不敢發一言。於是士大夫不徒重其術之精，而欽其德之進，方孝孺作《益齋記》美之。」

元惠宗至正四年甲申（一三四四）　六十四歲

夏，倡修蜀墅塘；秋，修築祭田。

［按］①宋濂云：「義烏縣南四十里，有塘曰蜀墅焉……水之所溉田，至六千畝而羸。至正四年夏，水暴而堤壞，田遂不稔。丹溪朱君震亨，憫農之告病也，白於縣。縣尹周侯自强爲下其事，命雙林巡檢張某來視役。震亨遂盡召有田之民，履其畝而使之輸其力，薦貨有差，復出役夫之功一千，以爲衆倡。衆悦，趨之，一聽震亨之經畫。」（《宋集・蜀墅塘記》）

②丹溪云：「吾族宋祖東堂公，置美田三十六畝，合爲一區，以公諸族。使長厚者司其入，以給宗廟歲祀之需。慮年無常豐，築東溪石堰百尺許，循街鑿溝，逶迤一里，周砌以石，導堰泉溉之。擇精壯而勤者，主修其壞缺，時其蓄泄……詎意今者四月之交，商羊舞虐，山漲横流，石堰壞而大田盡

没於沙礫，致予族之子孫莫不悲祖志之淪胥，而孝享之中輟也。予因撫之曰：天灾流行，何國蔑有，繼志述事，務在我者耳。於是儲廩既，具器用，糾工徒，分任使，畢鍤如雲，擔虆若市。墾淤以畝計，築堰以方計，浚溝以丈計，運石以工計，約工力四千一百有奇。田也，堰也，溝也，逐次第而告成。是役也，始於孟秋丙午之辰，成於仲秋既望之夕。」（《義烏縣志·修築祭田記》）

元惠宗至正五年乙酉（一三四五）　六十五歲

十一月，蜀墅塘工竣，朱仁傑等請宋濂爲記，并志震亨之功。

［按］①宋濂云：「經始於五年秋八月庚申，逾三月乃告成。里耆朱仁傑等來請濂曰：震亨之興是役也，初無一弓之田以徼塘利，其夙夜盡瘁而不捨者，果何爲哉？凡欲利吾農也。我不敢忘，願吾子記之。」（《宋集·蜀墅塘記》）

②宋濂云：「縣有暴丞，好諂瀆鬼神，欲修岱宗祠以徼福，懼先生莫己與，以言嘗之曰：人之死生，岳神實司之，欲治其宮，孰敢干令？先生曰：吾受命於天，何庸媚土偶爲生死計耶？且岳神無知則已，使其有知，當此儉歲，

民食糠核不飽，能振吾民者，然後降之福耳。卒罷其事。賦役無藝，胥吏高下其手，以爲民奸，先生集同里之人謂曰：有田則科徭隨之，君等入胥吏餌而互相傾，非策之上也，宜相率以義，絜其力之朒贏而敷之。衆翕然從。每官書下，相依如父子，議事必先集。若苛斂之至，先生即以身前，辭氣懇款，上官多聽，爲之裁損。縣大夫勸耕於鄉，將有要於民。先生懼其臨境，邪幅扉屨，往迎於道左。大夫驚曰：先生何事乃爾耶？先生曰：民有役於官，禮固應爾。大夫曰：勸耕善乎？先生曰：私田不煩官勸，第公田生青芻耳。是時圭田賦重，種户多逃亡，故先生以此爲風。大夫一笑而去。」（《宋集·石表辭》

元惠宗至正六年丙戌（一三四六）　六十六歲

母戚氏卒。

［按］宋濂云：「夫人讀書史，爲人言皆有詞采可稱述。壽八十有七，猶康强不衰，旦起盥櫛，召子孫來前曰：吾殆死矣！就枕熟寐，日晡遂卒，至正丙戌五月九日也……三子：長曰震亨，有學行，人尊之曰丹溪先生；次曰巽

亨，次曰蒙正，皆善士。」（《宋集·元故朱夫人戚氏墓銘》）

元惠宗至正七年丁亥（一三四七）　六十七歲

撰《格致餘論》成，宋濂題辭。（《格致餘論》《宗譜》）

［按］戴良云：丹溪以劉、張、李三家之論，「去其短而用其長，又復參以太極之理，《易》《禮記》《通書》《正蒙》諸書之義，貫穿《内經》之言，以尋其指歸。而謂《内經》之言火，蓋與太極動而生陽、五性感動之説有合；其言陰道虚，則又與《禮記》之養陰意同，因作相火及陽有餘陰不足二論以發揮之」。（《九靈山房集·丹溪翁傳》）

元惠宗至正九年己丑（一三四九）　六十九歲

戴士垚卒，享年四十三。（《宋集·戴仲積墓志銘》）

［按］丹溪云：「賤體在病年餘，而今秋又得痢者一月，自揆不久，終獲苟安。蓋久病之後，氣血銷損，脂膏消散，當此之時，初感之證已退減，惟諸虚百損在耳。大凡藥，雖參、芪亦是毒物。《内經》於藥字之下加毒字，又加攻

字。天地間養人性命者惟穀耳，備土之德，得氣中和，故其味淡甘而性和平，大補而滲泄，乃可久食而無厭，是大有功於人者，在藥則不然矣。不肖得安全者，自去秋得病餌藥，至冬節日便不吃藥，惟一味白粥，不吃下飯，雖鹽醬與醢□，涓滴皆不入口。此等淡味，初亦甚難，自想此證必無他慮，但思己過，收放心，自訟自責，安心待死，既自待死，尚可吃粥，猶有可生之理。由是自解，以死不愈於淡乎？如此乃可打挨得過。此時非淡不可以和此氣血，氣血不和，不足以復此生意。不以死在前，操此心以摧抑其怒與妄想，血氣雖欲復生，不可得也。詳玩來書，此時無病可言矣。曰煩躁，曰喘急，曰氣響，曰腹痛，曰咳嗽，曰大腑溏，曰小腑澀，皆吾兄之所自求者。平時爲學，不肯先求己過而克治之，但欲妄得以遂其受用之私心。至於染病之後，又不能歸罪於己，思所以安其親之心，而盡其子職之當然者。方且操欲速之念，以極其怨尤之痴，所以怒火熾矣。而況禀受急躁，火中又火，加之口味不節，又起陰經之火。至於奄延歲月，陰且受火克，所存者鮮矣。惟有借穀氣以扶持，所以未死。其所以煩躁者，氣隨火昇也；喘急者，氣因火鬱而爲痰在肺胃也；氣響與痛或嗽痰者，由食成積而愈盛也；大腑溏者，肺因火爍，不行收令，其大腸之門户不得斂也；小腑澀者，血因火爍，下焦無血，氣不得降，而滲泄之令不行也。據高懷欲速之心，便欲倚重於藥而掃除之，殊不知此法不可行矣，而此病有必安之理。昔者孟子教滕君於齊人築薛，以爲滕之深計，令其强爲善而已矣者心也，蓋他無良策有以禦齊之侵奪。彼齊君者，亦只欺我無君人之德爾。以常人聽孟子之言，非迂闊乎？孟子之學，出於孔子者也，豈欺滕君哉！兄之證有似乎此。今之議藥爲尤難，欲攻則無病邪之實，欲補又無的在之虚，惟有滅欲心，斷絶口味，使其内静外安，陰氣自然以漸而復。某自去冬至今月，不曾用刀圭之藥，今已十月安好矣。久病之後，若欲以藥方摧趲速效，此是揠苗助長者也，無可求之理。《内經》諄諄言之，而後人特未之思爾。」（《醫學綱目·復戴仲積書》）

元惠宗至正十二年壬辰（一三五二）　七十二歲

元政府詔求前代聖賢之後，丹溪屢受舉薦，皆辭不受。

正月，撰《清德里記》；秋，赴金華治張君疾。（《宗譜》《宋集》）

［按］①宋濂云：「方岳重臣及廉訪使者聞先生名，無不願見，既見，無不欲交章薦之，先生皆力辭。惟民瘼吏弊，必再三蹙額告之，不啻親受其病者。覃懷鄭公持節浙東，尤敬先生，以尊客禮禮之。衆或不樂，競短其行於公。公笑曰：朱聘君盛舉諸公之長，而諸公顧反短之，何其量之懸隔耶？皆慚不能退。」（《宋集·石表辭》）

②宋濂云：「同里張君，以書來謂濂曰：壬辰之秋……以勞而致疾。疾之初作，大熱發四體中，繼之以昏仆；迨其蘇也，雙目運眩，耳中作秋蟬鳴，神思恍惚，若孑孑然離群而獨立，若御驚飆而遊行太空，若乘不繫之舟，以簸蕩於三峽四溟之間，殊不能自禁。聞丹溪朱先生彥修，醫名遍四方，亟延治之。先生至，既脈，曰：内摇其真，外勞其形，以虧其陰，以耗其生，宜收視返聽於太虛之庭，不可專借藥而已之也。因屬其高第弟子賈君思誠，留以護治之。」（《宋集·贈賈思誠序》）

元惠宗至正十四年甲午（一三五四）　七十四歲

撰《風水問答》成，胡翰爲序。

［按］明代王行曾撰《題朱彦修風水問答後》。王行字止仲（王鏊《姑蘇志》作正仲），號半軒，吴縣人，著有《半軒集》等。王行與丹溪弟子徐彦純及戴思恭之子伯兼交好，對丹溪之醫學推崇備至，《半軒集》中有多處述及，如《醫經辨證圖序》《募刊朱彦修醫書疏》等。《募刊朱彦修醫書疏》云：「近世則南北數家，各專所學，由斯而下，繼者爲誰？惟丹溪處士！蓋其人乃白雲先生之弟子，欲究天人之際，深探周孔之言，遍讀古今之書，尤得軒岐之秘。蓋以廣於知見，故能多所推明，辨諸家失得，則聞所未聞，析至理幽微，而發所未發，非出乎其類者，孰能與於此哉！」

元惠宗至正十五年乙未（一三五五）　七十五歲

命再從子漳主持續修蜀墅塘。

長子嗣衍卒。（《宗譜》《宋集・石表辭》）

趙良仁定居吴中。

［按］①宋濂云：「後十年，山水暴至，堤又壞，先生命再從子漳力任其事，以嗣其成。」（《宋集·石表辭》）

②趙良仁云：「某從先生學十餘年而來吴中，比三年先生殁。」（《丹溪藥要或問·自序》）丹溪卒於至正十八年六月，良仁定居吴中當在本年七月前後。次年二月，張士誠下平江，「召不往，挈家隱華亭鄉中」。（《古今醫統大全》）此前趙良仁在吴「從官選司三年」，約在至正十年左右。五年之中，曾避亂返浙，重謁丹溪，質疑問難二年。

元惠宗至正十六年丙申（一三五六）　七十六歲

撰《宋論》成。（《宗譜·憶丹溪先生哀辭》）

［按］朱世濂云：《宋論》「條目凡四十有五，指事摘情，證今援古，剖析斷制，瞭然在目，其立意正大明白」，論宋之失有六：「有師而君相不知尊其師，有真儒而不知真儒之可用，歷代之弊政不能革，帝王之善政不能行，老佛之教不能去，君父之仇不能復。此宋之所以爲宋，是可惜也。」（《宗譜·丹

溪先生墓表》）

元惠宗至正十八年戊戌（一三五八） 七十八歲

六月二十四日逝世。十一月，葬於東朱山墎頭庵，神主入祠堂。

樓英奉父命赴義烏弔唁。（《仙岩漫録》）

宋濂撰《故丹溪先生朱公石表辭》。

［按］①宋濂云：「先生……卒於至正戊戌六月二十四日。瀕卒，無他言，獨呼嗣汜，謂曰：醫學亦難矣，汝謹識之！言訖，端坐而逝……其年十一月日，始葬先生於某山之原，卒後之五月也。」又：「丹溪先生既卒，宗屬失其所倚藉，井邑失其所依憑，嗜學之士失其所承事，莫不彷徨遥慕，至於灑涕。濂聞之，中心尤摧，咽不自勝……方欲聚厥事行，爲書以傳來世，而先生之子玉汝、從子嗣汜，忽踏濂門，以先生從弟無忌所爲狀，請爲表以勒諸墓上，濂何敢辭。」又：「先生少負任俠之氣，不少撓屈，及聞道德性命之説，遽變之而爲剛毅，所以局量弘而載任重，寤寐先哲，唯日不足，民吾同胞之念，須臾莫忘。雖其力或弗支，苟遇惠利少足以濡物，必委蛇周旋，

求盡其心。應接之際，又因人心感發之機，而施仁義之訓，觸類而長，開物成化。所謂風雨霜露，無非君子之教者，要亦不可誣也。致思於醫，亦能搜隱抉秘，倡明南方之絕學，嬰疢之家，倚以爲命。先生一布衣耳，其澤物有如此者。使其得位於朝，以行其道，則夫明效大驗，又將何如哉？」（《宋集・石表辭》）

②胡翰云：「夏六月，（丹溪）有事適東方，暑行來歸，無大疾恙，蓋寢三數日而歿。」（《宗譜・憶丹溪先生哀辭》）

③朱新德（丹溪叔父）云：「維子生禀既异，學有淵源。危乎其行，凛乎其言。維持吾族，凡數十年。創規立法，迄今相傳。念昔高祖，有田以祭。神無專宇，祀無常制。自子之興，煥然具備。度地建祠，考古行事。使我族人，孝敬益隆。長幼卑尊，肅肅雝雝」。（《宗譜・奉安彥修神主入祠堂祭文》）

④方孝孺云：丹溪「嘗擇地東朱山之原，謂其子曰：我死，與而母俱藏此，若等宜祔於左右。皆應曰：『諾。』既而戚氏卒，衍亦卒，未幾先生亦卒。

玉奉先生及母夫人柩窆於其中，奉兄柩窆墓右。又預修其左爲二穴，他日將與其妻合葬。即墓前若干武爲庵，俾子弟居之，以奉灑掃，扁之曰孝友」。（《遜志齋集・孝友庵記》）

⑤《義烏縣志・丘墓》謂丹溪墓在「縣南四十五里東朱山塆頭庵」。塆頭庵，《金華府志・丘墓》作「郭頭庵」，《宗譜・修築丹溪公墳塋記》作「谷頭庵」。「塆」「郭」「谷」音近，當可通用。又據《義烏縣志・祠祀》載：丹溪專祠在故里，「朱丹溪祠在赤岸，祀元朱震亨，追祀宋朱世宿以下派主。五世東堂置祀産，十一世震亨修築祭田」。合祠有兩處：忠孝義祠與鄉賢祠，皆有丹溪席位。（均見《縣志》）

⑥傳世丹溪木刻畫像，原載民國乙丑年（一九二五）遞修本《赤岸朱氏宗譜》。據朱氏後裔介紹，原有歷代相傳手繪丹溪畫像一軸，上爲吴凌遠所題像讚：「先生浩浩，道學之真。理參古今，性澈天人。配義之氣，濟世之神。精微并許，玄奥過陳。不名而顯，自屈而伸。生先生後，仰之彌殷。」每逢大年初一懸掛堂中，以供族人祭拜，惜於「文革」時毀壞。

⑦樓友賢（樓英父，字信可，號信齋，晚號仙岩耕雲叟）《次韻朱彦修先生彦修婺之金華人，從游許白雲先生，尤精於軒岐之學》詩：「國啓文明運，金華士藪林。東南鍾地氣，人物應天心。《叢説》人宗許，虬文世誦金。發揮北山髓，《通釋》勉齋襟。朝命成祠象，門徒得册琴。泰頽雖慨孔，商墜幸詹參。緒喜宗工繼，心知道德斟。理明蘇晦魄，欲净泮疑陰。先物蓍龜智，多儀具象琛。一肩明月麓，雙眼碧雲岑。函丈環林列，趨庭玉筍森。《素》《靈》經已貫，《格致》論殊深。晬盎能充體，滄浪未濯纓。療從標本問，證免札瘥侵。欲剃難圖蔓，寧從詭遇禽。豹藏文燁燁，蠖屈思沉沉。毫髮窺微顯，淵源究古今。丹溪一區築，玄義五經尋。吾亦躬龐拜，君毋鄙寫吟。寸莛還小扣，末石定鴻音。」（《仙岩樓氏宗譜》）

⑧丹溪《柬信齋教諭》詩：「一卧丹溪相見稀，小園日日掩荆扉。學農未便妨書課，觀物時常識化機。簾卷午風花力懶，畦經新雨藥苗肥。晚來不惜塵雙屐，掃榻殷勤話夕暉。」

明太祖洪武十七年甲子（一三八四）

趙良仁撰《丹溪藥要或問》。

［按］趙良仁云：「嗚呼！某從先生學十餘年而來吴中，比三年先生殁。未數年得見此書，名曰《語録》；又十年遍見於友朋處，更名曰《藥要》。噫！是必門人粗所記録，故擇焉而不精，語焉而不詳，不叙述其病源，而但列藥之一二於各病之條下。欲駕其名以傳諸徒，豈先生之意哉！先生早年得朱子四傳之學於許文懿公，與聞道德性命之奥。後得劉河間再傳之醫於羅公太無，并受李東垣、張戴人二氏之書，於是集三家之長，而一宗於《内經》。夫《内經》之論述藏府之性情、經脈之流注、氣血之生化，皆所以明陰陽之變化、五行之生克、氣運之推遷，以闡造化之機緘，爲疾病所由來也，與伏羲氏之《易》、神農氏之《本草》相貫通。然其文簡而其義博，其理奥而其旨深。先生嘗謂：非吾儒有格物窮理之功不能讀。於是刻意研精，探微索隱，積以歲月，悉得其旨。且謂《内經》首篇以『天真』名之者，與太極之理相符。然天道陽大陰小，故人稟天真之化：陽常有餘，陰常不足。

先生教人，所以常令保養精血，以奉天真爲要，故其施治之方，與三家不能無少異焉。蓋劉、張二氏主用推陳瀉火之法，李氏專主昇發胃脘之陽，於天真性命之旨，皆未有所發明，故先生發之以足其未備，著書立言，遂與三家并傳於世，使學者得互考而參用焉。先生平日不從門人之請而著方者，恐後人泥其方，不復審病故也。然審病之道，不惟審其邪正之由，又必察夫形氣之强弱、色澤之黑白、藏府之堅脆、腠理之疏密、心志之苦樂、疾病之新久，或老或少，或虚或實，或内或外，不可以混同而無辨也。非先生平昔誨益之深，何以得聞其奥旨！今觀斯集之簡略如此，恐後世不知集書之謬，而爲先生病也。於是不揣蕪陋，遂於各條之下，因述所聞於先生者，而間附以己意，一斷於經，設爲問答，以發明其一二。雖未能詳盡其條目，庶幾乎後之人可循是而推廣之，因知用藥各有所宜，而不可局於一定之方也。先生諱震亨，字彦修，學者尊之而不敢名，故因其所居之地號丹溪先生。洪武甲子正月既望，門人趙良仁以德拜手謹序。」（《丹溪藥要或問》序，《醫史文獻理論叢刊》一九七九年第三期）

明成祖永樂三年乙酉（一四〇五）

戴思恭卒。

［按］《明史·方伎傳》：「永樂初，（思恭）以年老乞歸。三年夏，復徵入，免其拜，特召乃進見。其年冬，復乞骸骨，遣官護送，賚金幣。逾月而卒，年八十有二。遣行人致祭。所著有《證治要訣》《證治類元》《類證用藥》諸書，皆檃括丹溪之旨。又訂正丹溪《金匱鈎玄》三卷，附以己意，人謂無愧其師云。」

明成祖永樂四年丙戌（一四〇六）

正月甲申，諭祭震亨。（《宗譜·諭祭元處士朱彦修文》）

明代宗景泰元年庚午至七年丙子（一四五〇—一四五六）

楊珣輯刻《丹溪心法》於陝右。

［按］程充云：「景泰中，楊楚玉集其心法，刊於陝右。」（徽版《丹溪心法》）此即陝版，書分春夏秋冬四集，集各一卷，春集中收録《本草衍義補遺》。此

書現存明正德三年戊辰盧翊重刻本，卷首題作「長安後學恒齋楊珣類集，吴陵後學劉勛校正」。原書書名無「類集」字樣，現稱「丹溪心法類集」者，當係後人據題署所加，以區别於程充之徽版《丹溪心法》。楊珣，字楚玉，號恒齋，西安人，爲醫學訓科，除輯刊本書外，尚有《傷寒撮要》《針灸詳説》。

明憲宗成化元年乙酉至八年壬辰（一四六五—一四七二）

王季瓛附方重梓《丹溪心法》於西蜀。（徽版《丹溪心法》）

［按］程充云：「成化初，王季瓛附方重梓於西蜀。」此即蜀版，現不可見。成化紀年共二十三年，云初，故定於元年至八年間。

明憲宗成化十二年丙申（一四七六）

正月，義烏知縣吴仲珠祭奠震亨。（《宗譜》）

［按］①《義烏縣知縣吴仲珠祭丹溪先生文》云：「先生以純正之學，發而爲葩藻之文……乃薄於仕，竟業於醫。岐黄獨契，神聖其誰？躋民仁壽，功澤恢

宏。良醫良相，宜以并稱。嗚呼！雲山蒼蒼，高風不磨。世遠彌聲，仰止者多。」

②丹溪墓地曾被豪强侵占，吴仲珠爲其恢復舊觀，本縣中書舍人王汶獻詩贊美其事：「丹溪聲譽古今聞，道學當年受白雲。著述自成千古業，尊崇誰護百年墳。一丘奪去迷荒草，孤鶴歸來怨落熉。正果孰云今不遇，賢侯慷慨爲斯文」。（《宗譜》）

明憲宗成化十三年丁酉（一四七七）

三月，東陽盧格、許塤祭奠震亨。（《宗譜》）

［按］①《東陽盧格許塤祭丹溪先生文》：「嗚呼！先生當代巨儒，學術承許文懿公之統緒，專門闡軒岐氏之室廬。用集醫家之大成，掃《局方》之陋趨。是以善著善述，既爲海内共宗而共仰；文章道德，尤爲太史大書而屢書。」太史，指宋濂。

②盧格，字正夫。成化辛丑進士，知貴溪，擢監察御史，後出按廣東，以母老辭歸。從其籍貫與字看，當爲盧和之兄弟輩。

明憲宗成化十四年戊戌（一四七八）

十月，餘姚韓奇、黄濟之祭奠震亨。（《宗譜》）

[按]《餘姚韓奇黄濟之祭丹溪先生文》：「嗚呼！先生喪遠矣，而後人不能以不悲。溯厥所學，出許文懿公，號稱高弟。學行之純正，陋當世之醜夷。晚年心與理融，於是遠取岐黄，近取東垣，私淑諸而焠勵於醫。其加惠於天下後世也，若大明中天，殆無其涯。噫！茫茫墜緒，旁落無爲，撫丘而泣，悲風凄其。然則我之吊哭，爲吾道憂，爲天下憂，爲後世憂，匪直區區之私而已也。」黄濟之，字世仁，號束齋，成化間由當道薦入春官，直尚醫事。著有《本草權度》。

明憲宗成化十六年庚子（一四八〇）

二月，程充據陜、蜀兩版整理、編輯《丹溪心法》書成。

明憲宗成化十七年辛丑（一四八一）

十一月，程充刊印《丹溪心法》，其書大行，此即徽版。

［按］①曹炳章云：「此書雖由後人纂集，法宗丹溪，能闡明學理，尤爲醫家切要，可謂師傳心法也。」（《中國醫學大成總目提要》）

②《丹溪心法》除上述陜版、蜀版、徽版外，據《丹溪心法附餘》記載，又有閩版，未知尚有傳本否。

明憲宗成化二十年甲辰（一四八四）

盧和（字廉夫，號易庵，東陽人）編纂《丹溪先生醫書纂要》。

［按］①盧和云：「先生吾婺之義烏人，諱震亨，字彦修，丹溪乃後人以所居地稱之也。初游許文懿公門，以母病問醫，得羅知悌傳。取《素問》而下諸書讀之，研精覃思，融會貫通，於是而折其衷，若仲景之外感，東垣之内傷，戴人之攻擊，與夫業擅一家者，咸均有而時出之。且其爲術，易而易知，簡而易能。出入乎氣虚、血虚、有痰、有火之論，變通乎四君、四物、二陳、三補之治。無剖腹之神、滌腸之妙，而神妙存乎易簡之中，有非至人莫能與者。抑其初從文懿公，得考亭之緒，一自理學中來，固非其它之可及耶？既没，以門人戴原禮顯其術於朝，太祖文皇帝賜祭其墓，由是名益

重，四方慕之。所謂偏門之術，不待辯斥而知所革，從者甚衆，此其功業之盛，殆將信今傳後，百世宗之而無弊也已。但其書之行於世者，惟《格致餘論》《外科精要發揮》《傷寒摘疑問目》《本草衍義補遺》《醫案》爲先生手稿，餘如《薈萃》《勾玄》之類，皆門人所録，製作本率略，復傳久致訛，且有雜以他説己意者，使今之人欲爲醫，不能捨先生之書，即其書，無以得先生之真，深所憾焉。余叔父安澤甫嘗用心於此者，每於鄉邑間訪求其遺，手録亡慮百萬言。一日命和相爲纂集，輒不揣仍前人法，以病分篇，合所録與板行諸書，凡粹語良方，盡爲搜括裁取，而類次成編。訛者正，僞者削，間又加以注釋，附以古方，雖群書類集而混然成章，論方雜具而井然不紊。檢覽之便，視昔當有徑庭矣。名曰『纂要』，經不云乎：知其要，一言而終；不知其要，流散無窮。先生之學得其要，而此書得先生之要也。於乎！醫本道之小者，故縉紳罕言之。然如予之有父爲醫所死者，事固莫大矣。書成，因舉余之故，而推言偏門所以爲害之大略，并叙諸首。後之君子，寧無惕然於此？益知所以用心者哉！是爲序。成化甲辰春三月

吉旦東陽盧和書於易庵。」（《丹溪先生醫書纂要》序）
②此書習稱《丹溪纂要》，又有「丹溪心要」「丹溪要删」等異名，當時頗爲流行，「海内刻之屢矣」。（《中國醫籍考》）虞摶對本書更是十分重視，其代表作《醫學正傳》中載，「凡丹溪諸方法見諸盧氏《纂要》者，悉録之無遺」。

明孝宗弘治七年甲寅（一四九四）

正月，浙江布政司右參政周木遣義烏縣教諭吴循祭奠震亨。（《宗譜》）

[按]《布政司右參政周木祭丹溪先生文》：「嗚呼！先生學究淵微，志存經濟。推行於醫，投無不利。立論處方，出神入秘。達而相之，王佐之器。以醫鳴世，特其末技。」

明武宗正德十四年己卯（一五一九）

九月，山陰王鳳祭奠震亨并賦詩。（《宗譜》）

[按]《山陰王鳳祭丹溪先生文并詩》：「嗚呼！先生儒林名高，醫家氣豪。鳳雖生

也晚，不獲登公之堂，常切受公之業，感公之惠，銘刻於心。偶至東陽療治，詢及老先生靈墓不遠，兹備菲儀，特拜墓下，聊伸以萬一。謹賦一律，以志歲月云爾。」詩云：「久仰高風數十年，今朝幸喜到墳前。先生恩德言難盡，愧我才疏賴保全。道發前人之未發，醫傳後世得宗傳。衷心感激無由報，聊具菲儀拜墓田。」

明世宗嘉靖十五年丙申（一五三六）

方廣（字約之，號古庵，休寧人）編纂《丹溪心法附餘》。

［按］①方廣云：「昔予母年艾時，以家事繁冗，不暇啜粥，惟飲冷酒，以致内傷脾胃，遍身發出赤斑。是時天疱瘡傳染，斑與相類，醫之者多不能辨，遽然而卒，罔覺其咎。蓋斑無頭粒，瘡有頭粒，易分别而不知爾。厥後葬母，不得已而與鄰人訟，三載始白。既而感激，乃志於學，讀書之餘，恒取醫書《丹溪心法》覽之。見其所謂飲食内傷脾胃，發出赤斑之論，乃喟然悲嘆，其前病果誤於醫者。正程夫子所謂病卧於床，委之庸醫，譬之不孝者也。終天之恨，曷有窮耶？由是心之於醫，若口之於芻豢，不能釋也。竊

惟斯道肇自軒岐，迄漢而下，代不乏賢，求其可以爲萬世法者：張長沙外感，李東垣内傷，劉河間熱證，朱丹溪雜病，數者而已。然而丹溪實又貫通乎諸君子，尤號集醫道之大成者也。先生既没，而其遺書則有《丹溪心法》傳於世。蓋其術至精，故其爲言至切，實保命之良規，濟人之妙訣也。惜乎是書詳於法而猶略於方，《袖珍》等書則又詳於方而略於法，皆不便檢閲。時祥符鄭尚宜、張汝孝輩，亦達於醫者也，以予言爲然。予於是乃將《心法》去訛留正，群方删繁就簡，合爲一書。凡五年餘始脱稿，不敢他有所名，名之曰《丹溪心法附餘》。其間病目分之以門，藥方聚之以類，每證之下，先具心法，後附群方，俾法不離乎方，方不離乎法。又取丹溪《本草衍義補遺》，及崔真人《脈訣舉要》，王節齋《明醫雜著》，附載於中。而於醫之藥性、脈理、病機、治法、經絡、運氣，六者粗備。其正誤補闕，以俟後之君子。然初學之士與養生之家，或有取焉。庶乎得醫道之正，而不爲他歧所惑，僭妄之罪，固知無所逃矣。謹序。嘉靖十五年丙申春三月穀旦，新安後學方廣序。」（《丹溪心法附餘》序）

清聖祖康熙二十二年癸亥（一六八三）

十二月，義烏知縣辛國隆祭奠震亨。（《宗譜》）

[按]《義烏縣知縣辛國隆祭丹溪先生文》：「先生道宗洙泗，學紹濂閩，乃復小試岐黄，以爲利濟天下之術。」

清高宗乾隆十三年戊辰（一七四八）

重修墳墓。

[按]墓前原有石碑題「丹溪子之墓」，上款爲「乾隆十三年四月」，下款爲「吉旦重立」。可知墓經重修，碑係重立。

民國三十五年丙戌（一九四六）

十一月，飭匠修理墳墓。（《宗譜》）

[按]朱光溶（丹溪裔孫）云：「先祖丹溪公墳墓，安措在東朱谷頭庵。因歷年已久，所有墳面及拜石等，均傾斜不堪。民國丙戌仲冬，經祠中飭匠修理，其墳面及拜石雖已修正完好，而墳前之墈石猶未砌也。」（《修築丹溪公墳塋

記》）

民國三十六年丁亥（一九四七）

修墓工竣，重立墓碑，墓碑正中題「丹溪朱先生墓」，上款爲「中華民國三十六年」，下款爲「裔孫重立」。議決：每年正月十六日到墳祭掃。（《宗譜》）

一九七九年

冬，墳墓在「文化大革命」中不幸被毁，東朱村村民集資重修。

一九八二年

十月，義烏縣衛生局、文化局、科學技術協會集資擴修震亨墳墓。六日，浙江省朱丹溪學説討論會在義烏召開。墓碑由書法家沙孟海先生題寫：「元名醫朱丹溪墓」。原墓碑已斷裂，埋入墓中。墓左另立新石，介紹丹溪生平事迹。參加會議代表謁墓瞻廟，參觀丹溪故里。方春陽賦《菩薩蠻》一首以記事，詞云：「蔗香稻熟千重浪，雙峰畫出秋高爽。結隊訪丹溪，潺潺溪水西。東山祠宇在，香火知遺愛。展謁不勝情，墳前芳草生。」

一九八三年

六月，第二次丹溪學説討論會於安徽省太平縣舉行，會議由浙江、安徽聯合舉辦。